# 临床护士常见问题答疑

**主　编**

范　静　王国权

**副主编**

吴佳伟　原薪茹　向军琳

**编著者**

（按姓氏笔画为序）

王国权　李　丹　李晓娜　向军琳
吴　琼　吴佳伟　杜　燕　范　静
张　琳　张俊明　杨亚婷　原薪茹
韩丽梅　谢　勤　魏春梅

**主　审**

耿莉华

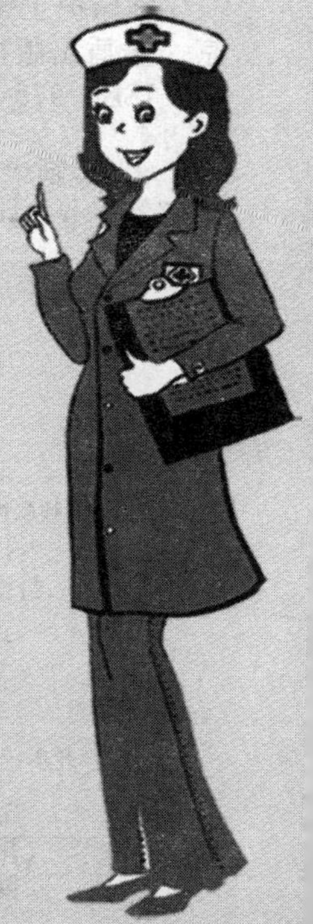

**金盾出版社**

## 内 容 提 要

本书以问答形式系统地介绍了护理专业的基础知识和技能。全书分为九章，包括护理制度、基础护理、护理文书、职业礼仪、职业道德、职业防护、急救技能、消毒隔离、临床检验等。本书内容广博，命题准确，科学实用，可供医护人员、护校学生、在岗晋职晋级考试、家庭及社区护理人员和广大读者参考。

**图书在版编目(CIP)数据**

临床护士常见问题答疑/范静，王国权主编．-- 北京：金盾出版社，2011.6
ISBN 978-7-5082-6932-0

Ⅰ.①临… Ⅱ.①范…②王… Ⅲ.①护理学—问题解答 Ⅳ.①R47-44

中国版本图书馆 CIP 数据核字(2011)第 054350 号

**金盾出版社出版、总发行**
北京太平路 5 号(地铁万寿路站往南)
邮政编码：100036 电话：68214039 83219215
传真：68276683 网址：www.jdcbs.cn
封面印刷：北京精美彩色印刷有限公司
正文印刷：双峰印刷装订有限公司
装订：双峰印刷装订有限公司
各地新华书店经销

开本：787×1092 1/32 印张：9.5 字数：140 千字
2011 年 6 月第 1 版第 1 次印刷
印数：1～8 000 册 定价：18.00 元

# 前　言

随着我国医疗卫生事业的改革和发展，从事医疗护理工作的人员不断增加，许多刚刚走出校门的护理专业毕业生已成为护理队伍的一支新生力量。她们年纪较轻，经验不足，在遇到工作中的实际问题时，常常会因为缺少必要的应急能力而出现束手无策、手忙脚乱的现象。为了帮助她(他)们尽快适应临床护理工作，我们尝试把临床工作中可能遇到的实际问题整理出来，编写了这本《临床护士常见问题答疑》。

本书的编著者均为经验丰富的管理者和临床护士，她们为本书的编写倾注了很多的时间和精力。本书内容涵盖护理制度、基础护理、护理文书、职业礼仪、职业道德、职业防护、急救技能、消毒隔离、临床检验等，并结合临床护理工作中可能遇到的诸多问题，以问答的形式进行了系统地阐述。本书力求内容丰富，命题准确，具有较强的可读性和可操作性，既为初入临床工作的护士提供方便，同时也对广大家庭、社区的护理人员提高知识水平，对在岗晋职、晋级考试具有一定的参考价值。

临床护理工作非常琐碎，短短几个章节无法完全概括，我们希望临床护士能够在巩固理论知识的同时，不断培养动手操作能力和必要的应急能力，尽快成长为一名富有临床经验的优秀护士，为患者提供更加优质的护理服务。

本书的编辑出版，得到了耿莉华老师的帮助和指导，并参考了许多公开出版的书刊资料，在此一并表示衷心的感谢！由于水平有限，书中疏漏之处，我们真诚地希望专家和广大读者给予批评指正。

范 静

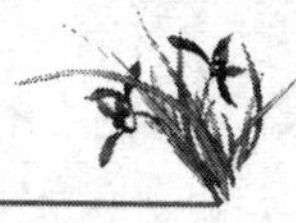

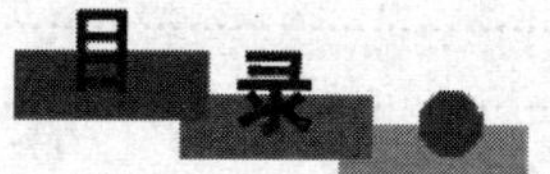


## 一、护理制度

## 二、基础护理

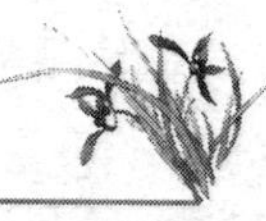

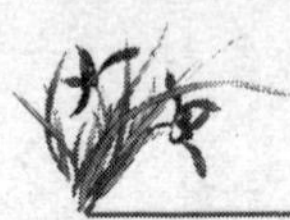

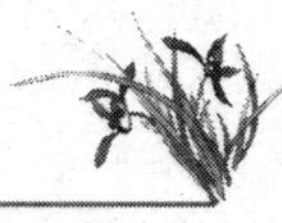

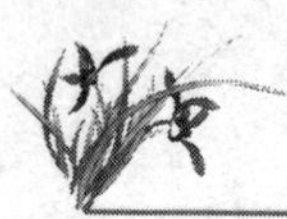

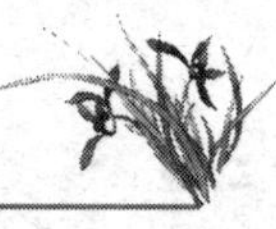

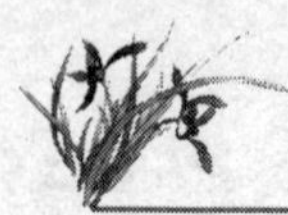

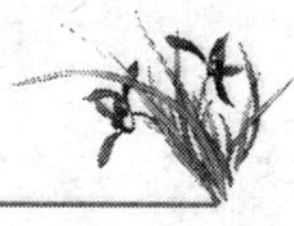

## 三、护理文书

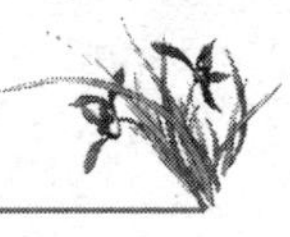





## 四、职业礼仪

## 五、职业道德



## 六、职业防护

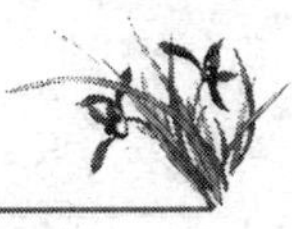





## 七、急救技能

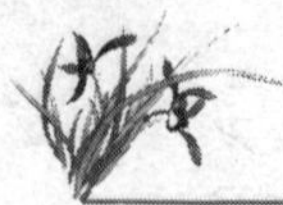

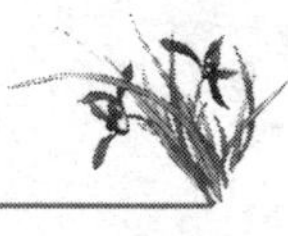

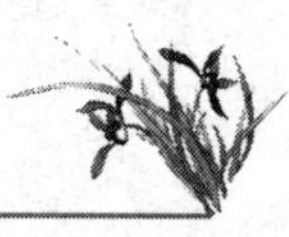

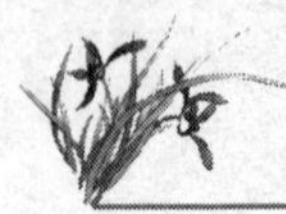





## 八、消毒隔离

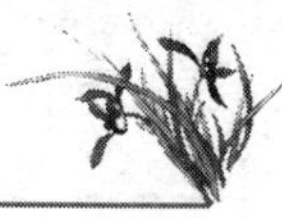

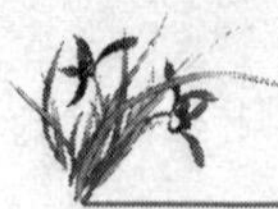





## 九、临床检验

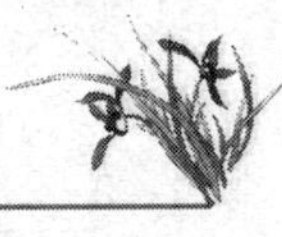

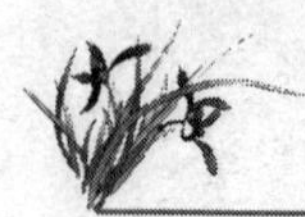

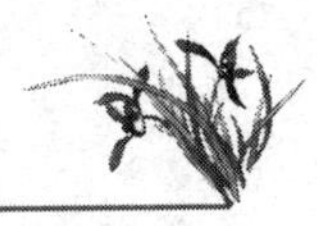

# 一、护理制度

## 1. 什么是护理质量管理制度？

医院由分管护理工作的院长、护理部主任、护士长组成护理质量管理委员会，负责全院护理质量管理目标及各项护理质量标准制定，并对护理质量实施控制与管理。护理质量实行护理部、总护士长、护士长三级管理控制（或护理部、护士长二级管理控制），对护理质量缺陷进行跟踪监控，实现护理质量的持续改进。

## 2. 什么是分级护理制度？

分级护理是指患者住院期间，医护人员根据患者病情、身体状况和生活自理能力，确定并实施的不同护理级别。分为特级护理、一级护理、二级护理和三级护理四个级别。

## 3. 特级护理的适用对象有哪些？

特级护理的适用对象是病情危重，随时可能发生病情变化需要进行抢救的患者；重症监护患者；各种复杂或大手术后的患者；严重创伤或大面积烧伤的患者；使用呼吸机辅助呼吸，并需要严密监护病情的患者；实施连续性肾脏替代治疗（CRRT），并需要严密监护生命体征的患者。

**4. 特级护理的要点是什么？**

特级护理的要点是严密观察患者病情变化，监测生命体征；根据医嘱，正确实施治疗、给药措施；根据医嘱，准确测量液体出入量；根据患者病情，正确实施基础护理和专科护理，如口腔护理、压疮护理、气道护理及管路护理等，实施安全措施；保持患者的舒适和功能体位；实施床旁交接班。

**5. 一级护理的适用对象有哪些？**

一级护理的适用对象是病情趋向稳定的重症患者；手术后或者治疗期间需要严格卧床的患者；生活完全不能自理且病情不稳定的患者；生活部分自理，病情随时可能发生变化的患者。

**6. 一级护理的护理要点是什么？**

一级护理的要点是每 1 小时巡视患者，观察患者病情变化；根据患者病情，测量生命体征；根据医嘱，正确实施治疗、给药；根据患者病情，实施基础和专科护理，如口腔护理、压疮护理、气道护理及管路

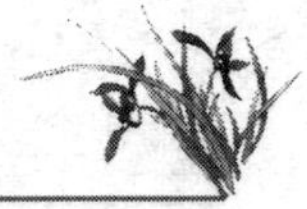

护理等，实施有效的安全措施；提供护理相关的健康指导。

**7. 二级护理的适用对象有哪些？**

二级护理的适用对象是病情稳定，仍需卧床的患者；生活部分自理的患者。

**8. 二级护理的护理要点是什么？**

二级护理的护理要点是护理人员至少每2小时巡视患者1次，观察患者病情变化；根据患者病情，测量生命体征；根据医嘱，正确实施治疗、给药；根据患者病情，实施护理和安全措施；并提供护理相关的健康指导。

**9. 三级护理的适用对象有哪些？**

三级护理的适用对象是生活完全自理且病情稳定的患者；处于康复期的患者。

**10. 三级护理的护理要点是什么？**

三级护理的要点是护理人员至少每3小时巡视患者1次，观察患者病情变化；测量生命体征；根据医嘱，正确实施治疗、给药；提供护理相关的健康指导。

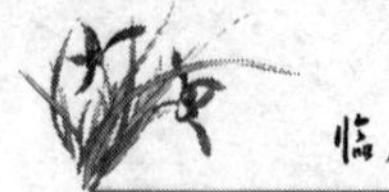



## 11. 什么是护理交接班制度？

护理人员在临床护理工作中，应严格执行护理交接班制度，要求并做到“四看、五查、一巡视”。“四看”是指看医嘱本、病室交班报告、体温本、各种特护记录是否完整准确，有无遗漏或错误；“五查”指查新入院、术前准备、危重瘫痪、大小便失禁、大手术后的患者各项处置是否妥善、及时、齐全；“一巡视”指对重危、大手术后及病情有特殊变化的患者，交接班人员共同巡视，进行床旁交接，护士长必须提前上班巡视病房。

## 12. 什么是给药的查对制度？

服药、注射、处置前，必须严格执行“三查七对一注意”，即操作前、操作中、操作后查对，核对床号、姓名、药名、剂量、浓度、时间、用法，注意用药后反应。

## 13. 什么是输血的查对制度？

护理人员在进行输血前要认真进行“三查八对”，即查血制品的有效期、血制品的质量和输血装置是否完好，核对姓名、床号、病案号、血型、血袋号、交叉配血实验结果、血制品种类和剂量，以上内容均需二人核对后方可执行。输血完毕，应保留血袋 24 小时，以备必要时送检。

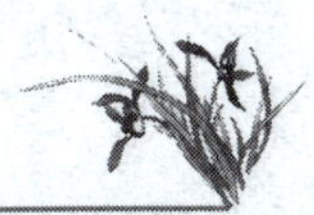

**14. 什么是急救药品、器材及物品的管理制度?**

护理人员在对各种急救药品、器材及物品的管理中,应做到“五定”:定数量品种、定点放置、定专人管理、定期消毒灭菌、定期检查维修。

**15. 什么是标准预防原则?**

标准预防原则是将普遍预防和体内物质隔离的许多特点进行综合,认定患者血液、体液、分泌物、排泄物均具有传染性,需进行隔离,不论是否有明显的血迹污染或是否接触非完整的皮肤与黏膜,接触上述物质者必须采取防护措施。根据传播途径采取空气、飞沫、空气隔离,是预防医院内感染行之有效的措施。

**16. 什么是执业注册护士?**

执业注册护士是指已经通过中华人民共和国护士资格考试,并经所在医疗机构申请注册,享有护士的权利,并履行护士的义务。

**17. 什么是非执业注册护士?**

非执业注册护士是指在未取得护士执业证书的护理毕业生,不可独立上岗,只能在执业护士的指导下进行侵入性护理操作。

**18. 护理专业学生的法律身份是什么?**

护理专业学生在临床实习或见习过程中,不具备独立操作的资格,必须在带教老师的监督指导下实施一切护理操作。

**19. 什么是医疗护理风险?**

医疗护理风险是一种职业风险。是指存在于整个诊疗过程中的可能会导致损失和伤残事件的不确定性,或可能发生的一切不安全事件。

**20. 什么是护理差错?**

护理差错是指诊疗护理工作中,因为医务人员在诊疗护理中的过失,给患者的身体健康造成一定的伤害,延长了治疗时间,但尚未造成患者死亡、残疾、组织器官损伤,未导致功能障碍的不良后果的称护理差错。

**21. 什么是护理事故?**

凡在护理工作中,由于不负责任,不遵守规章制度和技术操作规程,作风粗疏或业务不熟悉而给患者带来严重痛苦,造成残疾或死亡等不良后果的。

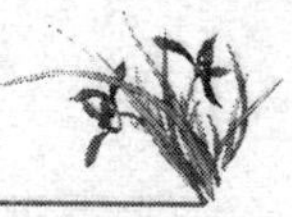

**22. 护理事故分为哪几个等级？**

一级事故：由于护理人员的过失，直接造成患者死亡；二级事故：促使患者死亡或造成残疾；三级事故：造成轻度残疾或严重痛苦。

**23. 护理责任事故的范围有哪些？**

护理人员工作不负责任，接班不认真，观察病情不细致，病情变化发现不及时，以致失去抢救机会，造成严重不良后果；不认真执行查对制度而打错针，发错药，输错血液；护理不周到，发生严重烫伤或Ⅲ度压疮，昏迷躁动患者或无陪伴的小儿坠床，造成严重不良后果；对疑难问题，不请示汇报、主观臆断，擅自盲目处理，造成严重不良后果；延误供应抢救物资、药品，供应未灭菌的器械、敷料、药品，或因无菌操作不严而发生感染，造成严重不良后果；不掌握医疗原则，滥用麻醉药品，造成严重不良后果；手术室护士点错纱布、器械，因而遗留在患者体腔或伤口内，造成严重不良后果。

**24. 护理技术事故的范围有哪些？**

凡确因设备条件所限或技术水平低或经验不足而导致不良后果。

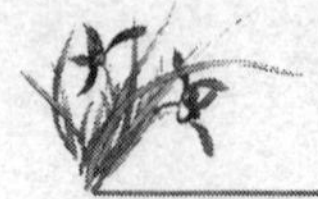



## 25. 什么是护理事故差错报告制度？

发生事故差错时，要积极采取补救措施，以减轻和消除由于事故差错造成的不良后果。责任者要立即向护士长报告，护士长在24小时内口头或电话报护理部，重大事故要立即报告护理部、科主任，事故差错责任者应在3天内提交书面检查材料。发生事故差错的有关各种记录、化验及造成事故的药品、器械等应妥善保管，不得擅自涂改、销毁，并保留患者的标本，以备鉴定研究之用。发生事故差错的单位和个人，如不按规定报告，有意隐瞒，事后发现时，按情节严重程度给予相应处分。

## 26. 什么是病房管理制度？

病房管理是在科主任的领导下，由护士长主要负责，全体医护人员共同参与。病房整齐、清洁、安静、安全，陈设统一；财产、设备专人管理，定期清点；医护人员着装整齐，行为举止端正；定期召开公休人员座谈会。

## 27. 什么是抢救工作制度？

抢救工作要有组织有秩序的进行，做到分工明确，密切配合，听从指挥，坚守岗位；严密观察病情变化，及时填写患者护理记录单，内容要完整、准确；严

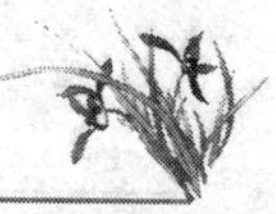

格交接班制度和查对制度，正确执行医嘱。口头医嘱，要求准确清楚，护士执行前必须复述一遍，确认无误后再执行，保留安瓿以备事后核对；抢救完毕，清理用物，及时补充抢救药品、一次性医疗护理用品。

**28. 什么是医嘱执行制度？**

医生下达医嘱后，护士经双人查对无误方可执行，原则是先临时后长期，并记录执行时间，执行者签名，对有疑问的医嘱必须询问清楚后再执行。除抢救或手术中，原则上不执行口头医嘱。每日必须总查对医嘱 1 次。

**29. 护理查房分为哪几种？**

护理业务查房、护理行政查房和护理教学查房。

**30. 什么是护理告知？**

患者入院到出院或死亡的整个过程中，护士有义务向患者及其家属介绍、说明护理程序、护理操作的目的和注意事项，以及所面临的风险，并解答患者希望了解的相关问题。

**31. 护理告知的内容有哪些？**

出入院告知、一般生活护理告知、给药告知、特

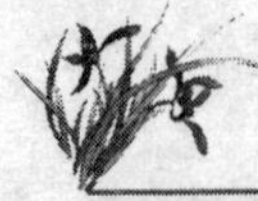



殊检查治疗告知、手术告知、治疗费用告知,以及健康教育告知。

**32. 什么是健康教育?**

通过信息传播和行为,帮助个人和群体掌握卫生保健知识,树立健康观念,资源采纳有利于健康的行为和生活方式的教育活动与过程。

**33. 患者健康教育的内容有哪些?**

入院教育、疾病知识教育、围术期教育、饮食营养教育、用药及出院指导。

**34. 患者健康教育的形式有哪些?**

个别指导、集体讲解、文字宣传。

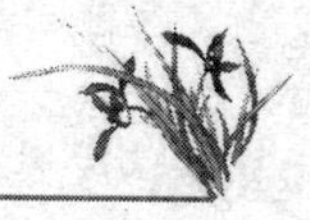

# 二、基础护理

**1. 六步洗手法的基本程序有哪些?**

①掌心对掌心搓擦。②手指交错掌心对手背搓擦。③手指交错掌心对掌心搓擦。④两手互握互搓指背。⑤拇指在掌中转动搓擦。⑥指尖在掌心中摩擦。每个步骤最少施行 10 次,搓洗时间不少于 10 秒钟。

**2. 无菌干镊子罐、无菌盘、无菌溶液、无菌包、无菌容器的有效期有哪些规定?**

①无菌干镊子罐、无菌盘启用后有效时间为 4 小时。②无菌溶液开启后,有效使用时间为 24 小时。③无菌包、无菌容器启用后,有效时间为 24 小时。

**3. 四测的注意事项是什么?**

(1)测体温:①婴幼儿、意识不清或不合作的患者测体温时,护理人员应当守候在患者身旁。②如有影响测量体温的因素时,应当推迟 30 分钟测量。

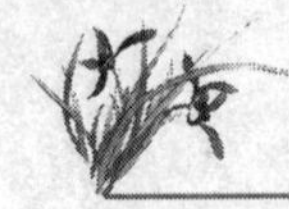



③发现体温和病情不符时,应当复测体温。④极度消瘦的患者不宜测腋温。⑤如患者不慎咬破汞温度计,应当立即清除口腔内玻璃碎片,再口服蛋清或牛奶延缓汞的吸收。若病情容许,服富含纤维食物以促进汞的排泄。

(2)测脉搏:①诊脉前应使患者安静,如有剧烈运动,应先休息 30 分钟后再测量。②不可用拇指诊脉,因拇指小动脉搏动较强,易与患者的脉搏相混淆。③对心脏病患者应测脉搏 1 分钟,对脉搏短绌的患者,应由两人同时分别测量脉搏与心率 1 分钟,以分数方式记录,即心率或脉率/分钟。④除桡动脉以外,可测颞动脉、颈动脉、股动脉、腘动脉、足背动脉等。⑤为瘫痪患者测量脉搏,应选择健侧肢体。

(3)测呼吸:①呼吸的速率会受到意识的影响,测量时不必告诉患者。②如患者有紧张、剧烈运动、哭闹等,需情绪稳定后测量。③呼吸不规律的患者及婴儿应当测量 1 分钟。

(4)测血压:①保持测量者视线与血压计刻度平行。②需要长期观察血压的患者,做到“四定”,即定时间、定部位、定体位、定血压计。③按照要求选择合适袖带。④若衣袖过紧或穿衣服太多时,应脱掉衣服,以免影响测量。⑤充气不可过猛、过高,防止水银外溢;放气不可过快、过慢,以免读值误差。⑥当动脉搏动音听不清或异常时,应分析排除外界

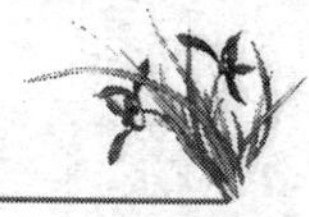

因素，需重复测时，应将袖带内气体放尽，汞柱降至零点，稍等片刻后再测量。⑦偏瘫患者测量健肢血压。

**4. 常用漱口液有哪些品种及用途?**

①生理盐水。清洁口腔，预防感染。②朵贝尔溶液。轻微抑菌，除臭。③0.02%呋喃西林溶液。清洁口腔，广谱抗菌。④1%～3%过氧化氢溶液。遇有机物时，放出新生氧，抗菌除臭。⑤1%～4%碳酸氢钠溶液。为碱性溶液，用于真菌感染。⑥2%～3%硼酸溶液。为酸性防腐剂，抑菌。⑦0.1%醋酸溶液。用于铜绿假单胞菌感染等。

**5. 护理学理论中环境的概念是什么?**

人的一切活动离不开环境，人、环境、健康、护理的关系是护理对象(人、家庭、社区)存在于环境之中，并与环境互为影响。护理作用于护理对象和环境，使人与环境保持平衡，使每个人获得保持和恢复健康的最佳状态。

**6. 病区物理环境的要求包括哪些方面?**

病区的物理环境包括温度、湿度、声音、光线、通风、装饰等方面，给患者创造一个整齐、清洁、安静、舒适、美观、安全的环境，这不仅是患者在接受治疗时所不可缺少的外在条件，而且对患者的生理、心理调节起着重要作用。

## 7. 如何保持病区环境安静？

医护人员应努力创造使患者舒适而安静的环境，在病区的医疗护理工作中减少噪声的刺激，控制噪声的产生。护士需做到：说话轻，说话声音应轻柔、清晰，保持适当的音量，但也不应该附耳细语，这样会使患者产生疑虑、误解与恐惧，令患者极不舒适；走路轻，在病区行走时应柔步无声，工作时应穿软底鞋，防止走路时发出不悦耳的声音；操作轻，操作时动作轻稳，推车的轴轮应定时滴注润滑油，以减少磨擦发出的噪声，推平车入门，先开门后推车，不能用车撞门；关门轻，病室的门、桌、椅脚应钉橡皮胶垫，门窗要定时滴注润滑油，开关门窗时，随时注意轻开、轻关，不要人为的发出噪声。

## 8. 如何接收危重患者入院？

危重患者入院时，护士应酌情安置危重病室，迅速通知医师，安慰患者家属，在医生未到之前进行紧急处理，如测血压、给氧、止血、配血、建立静脉通道，实施人工呼吸、胸外心脏按压等。

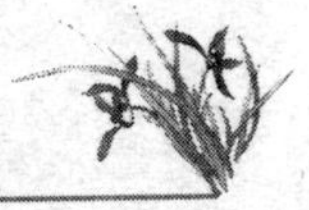



**9. 病房湿度对患者会有哪些影响?**

病房相对湿度以 50%～60%为宜,湿度过高,水分蒸发减少,抑制出汗,患者感到潮湿、气闷,尿液排出量增加,加重肾脏负担;湿度过低时,空气干燥,人体会蒸发大量的水分,引起口干舌燥、咽痛、烦渴等表现,对急性喉炎、气管切开和呼吸道感染的患者十分不利。

**10. 铺暂空床的目的是什么?**

铺暂空床的目的是保持病房整洁,供新入院或暂时离床活动的患者使用。

**11. 铺麻醉床的目的是什么?**

铺麻醉床的目的是为了便于接收和护理麻醉术后的患者,使患者安全、舒适,预防并发症,保护被褥不被血或呕吐物污染。

**12. 铺麻醉床时应该注意哪些问题?**

铺麻醉床时,枕头横立于床头,并固定,防止撞伤患者的头部;床中部橡胶单上端距离床头 45～55 厘米,防止床单被弄脏;椅子应放于不妨碍将术后患者移回病床的位置;盖被纵向折向门对侧床边,不妨碍术后患者移回病床并且便于给患者盖被。

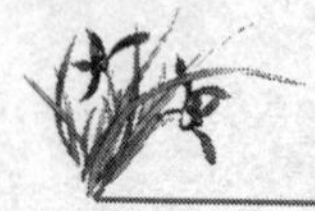



**13. 铺床时使用橡胶单和中单的目的是什么？**

铺橡胶单和中单的目的是防止患者呕吐物、排泄物、出血等污染被褥。

**14. 全身麻醉护理盘内需要准备的物品有哪些？**

全身麻醉护理盘内需要准备的物品有：开口器、压舌板、舌钳、牙垫、治疗碗、镊子、输氧管、吸痰管和纱布数块。另备血压计、听诊器、护理记录单、笔、弯盘、胶布、棉签、手电筒等。

**15. 如何根据病房的不同需求选择适当的装饰颜色？**

色彩对人的情绪、行为及健康均有一定的影响，现在医院的装饰可根据病房的不同需要来选择适当的颜色。淡色可使人感到安静舒适，温馨甜蜜，赏心悦目，所以应为患者选用淡色系，如儿科病房可采用粉色，以减少儿童恐惧感；手术室可选用淡绿色或淡蓝色，给人一种安静、舒适、安全的感觉；淡黄色有兴奋刺激的作用，对抑郁症患者常可产生疗效。合理的色彩环境，可使患者身心舒适，有助于健康恢复。

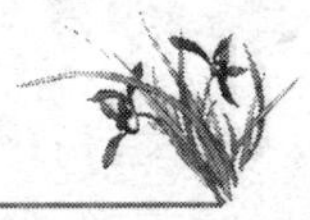

**16. 白天病区较理想的噪声强度应控制在什么范围？**

世界卫生组织（WHO）规定噪声标准，白天病区较理想的噪声强度是35～40分贝，一般能听到的声音强度为20分贝，声音在30分贝以下时非常安静，40分贝为正常环境，噪声在50～60分贝则能产生相当的干扰，长时间在90分贝以上的环境中，会引起头晕、头痛、耳鸣、失眠等。当高达120分贝以上时，可造成高频率的听力损失，甚至永久性失聪。

**17. 应如何调整病区内患者的休养环境？**

适宜的温度有利于患者的休养，一般室温以18℃～22℃为宜，婴儿房、老年人病房、产房、手术室以22℃～24℃为宜，病房内应定时开窗通风，保持空气清新，无污浊气味，无灰尘。产休房应注意保暖，但不开窗会造成空气污浊，可使细菌数严重超标，特别是空气受到污染而使产妇和新生儿受到感染，所以产休房也应开窗通风，但通风时应避免对流风直吹，每次30分钟。室内一般用紫外线进行消毒。

**18. 破伤风患者对病房的环境有哪些特殊要求？**

破伤风患者对声、光刺激敏感，光线刺激可诱发其痉挛、抽搐，应减少光线的刺激，要加强对光线的遮挡，如白天拉上窗帘，保持病房安静。

**19. 大量呕血患者急诊入院，医生未到时，护士需要采取哪些措施？**

患者大量呕血会造成血容量不足，急需判断患者失血程度，以便给予有效的补充血容量，所以应先测血压，建立静脉通路，配血，为抢救患者大失血或失血性休克做准备。

**20. 溺水患者抢救时，护士需要采取哪些措施？**

对于溺水患者，应立即进行心肺复苏，首先开放气道，进行人工呼吸、胸外心脏按压，并且做好抢救的记录和查对工作，记录要求字迹清晰、准确、及时，必须注明时间，包括患者到达时间，医生到达时间，抢救措施落实时间。

**21. 什么是医源性损伤？**

医源性损伤是指医护人员言语及行为不慎，造成患者心理及生理上的损害；或在进行治疗、护理时无菌观念不强、动作粗鲁造成的医源性感染和损伤等。

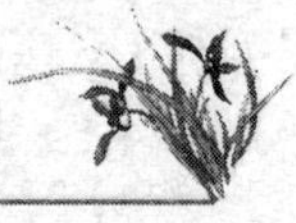

**22. 哪些患者应着重预防跌倒损伤?**

跌倒和坠床是病区中最常见的机械性损伤。虚弱或失去平衡的患者、幼儿及老年人、感觉功能缺失的患者(如偏瘫及下肢麻痹)、直立性低血压及关节功能障碍等患者常易发生跌倒;视力减退、长期卧床、服用镇静药或麻醉药的患者也易发生跌倒。因此,对此类患者应做好安全工作,预防跌伤。

**23. 一般患者入院的初步护理有哪些?**

一般患者入院的初步护理包括:准备床位;迎接新患者;做好入院指导,向患者做自我介绍,填写有关表格,测量患者的体重及生命体征,通知医生,介绍同病房的病友及床位的设备及使用方法;了解患者身心需要,向患者及其家属介绍病区环境、有关各种制度、物品使用、常规标本留取法;耐心听取并解答患者咨询,填写患者入院评估单。

**24. 一般患者入院进病房后,护士首先要做哪项工作?**

新患者进入一个陌生的环境,希望被认识、被理解、被尊重,护士首先要热情接待患者,进行自我介绍,其余工作都应在做完自我介绍后再进行。

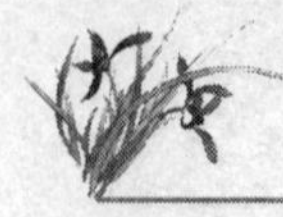



**25. 出院患者的床位应如何处理？**

污床单、被套等撤下送洗；床垫、褥子、枕芯、棉胎放于日光下暴晒6小时或用紫外线灯照射消毒；床、桌、椅用消毒溶液擦拭，脸盆、痰杯用消毒溶液浸泡消毒；病房开门窗通风，铺备用床，准备迎接新患者。

**26. 两人搬运患者的正确方法有哪些？**

两人搬运法适用于体重较重不能活动的患者，两人搬运时，护士甲一手臂托住患者的颈肩部，另一手臂托住腰部，护士乙一手臂托住臀部，另一手臂托住患者腘窝，合力抬起，患者的身体稍向护士侧倾斜，两人同时移步到平车，轻放于平车上，使患者躺卧舒适，盖好棉被。

**27. 护士如何协助患者向平车挪动？**

护士协助患者以上身、臀部、下身的顺序向平车挪动，使患者躺卧舒适，盖好棉被，露出头部。

**28. 使用平车运送患者时，护士应注意哪些要点？**

患者躺卧在平车中间，护士应站于患者头侧，便于进行病情观察；因小轮灵活，易颠簸，所以患者的头部应在平车大轮一端，以减少颠簸引起的不适；上

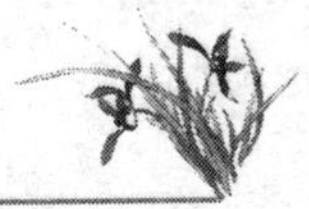

下坡时，患者的头部应在高处一端；推车出门时，应先将门打开，不可用车撞门。

**29. 接收急诊入院患者，护士应做哪些工作?**

急诊患者被送到病区后，值班护士应立即测量生命体征，在医生到来之前根据病情及时给予吸氧、吸痰、止血、配血、建立静脉通道；配合医生共同抢救患者，做好护理记录。

**30. 保护具的作用及使用方法有哪些?**

保护具是用来限制患者身体或机体某部位的活动，以达到维护患者安全与治疗效果的器具。目的是防止年幼、高热、谵妄、昏迷、躁动及危重的患者因意识不清而发生坠床、撞伤及抓伤等意外，确保患者安全和治疗护理工作的顺利进行。保护具可使用床挡、约束带。使用保护具前应取得家属和患者的理解；保护性制动只是暂时使用，要使患者肢体处于功能位置，双上肢不用外展；约束带下应放软衬垫，松紧合适，经常观察约束带下皮肤的颜色，必要时进行局部按摩，以促进血液循环。

**31. 急性肺水肿患者应采取怎样的体位?**

急性肺水肿时，由于极度呼吸困难，患者被迫端坐。方法是：扶患者坐起，身体向前倾，床上放一跨

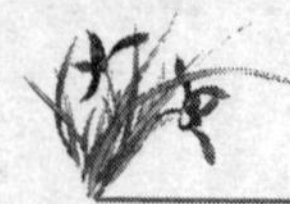



床小桌，桌上放一软枕，患者可伏桌休息，并将床头抬高 70°～80°，使患者背部也能向后依靠，同时膝下抬高 15°～20°，必要时加床挡，保证患者安全。

**32. 胎膜早破的孕妇应采取怎样的体位？**

胎膜早破胎先露部未衔接的孕妇应绝对卧床休息，以侧卧抬高臀部为宜，防止脐带脱垂，当不明确胎先露是否衔接时，可采取头低足高位，以防止脐带脱垂。方法是患者仰卧，枕头横立于床头，防止撞伤头部。床尾垫高 15～30 厘米。这种体位易使患者感到不适，使用时间不宜过长。

**33. 腹膜炎患者应采取怎样的体位？**

腹膜炎患者应采用半坐卧位，因盆腔腹膜抗感染能力强，而吸收性较弱，大量渗出液因重力作用流入盆腔，使感染局限化，可达到减少炎症的扩散和毒素吸收的作用，减轻中毒反应。同时，又可防止感染向上蔓延引起膈下脓肿。

**34. 膀胱检查采取的体位是什么？**

截石位用于会阴、肛门部位的检查、治疗或手术。方法是仰卧于检查台上，两腿分开后放于或踩于支腿架上，臀部齐台边，两手放在身体两侧或胸前。注意遮挡患者及保暖。

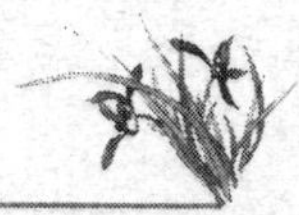

**35. 腰椎穿刺后6小时内让患者采取去枕仰卧位的目的是什么?**

腰椎穿刺后,脑脊液可自穿刺处漏出至脊膜腔外,造成脑压过低,牵引颅内静脉窦和脑膜等组织引起头痛,所以椎管内麻醉或腰椎穿刺术后的患者,应采取去枕仰卧位,以防止颅内压降低而引起的头痛。方法是协助患者去枕仰卧,头偏向一侧,两臂放于身体两侧,两腿自然放平,枕头横立于床头。

**36. 预防脑水肿、降低颅内压应采取什么样的卧位?**

头高足低位可以预防脑水肿,降低颅内压。方法是患者仰卧,床头抬高15～30厘米或根据病情而定,枕头横立于床尾,以防止足部触及床尾栏杆。

**37. 纠正胎儿臀位时可采用的方法是什么?**

正常胎位是枕前位,在分娩过程中胎头变形,周径变小,有利于胎头娩出。如果胎位为臀位时,胎臀先娩出,阴道不能充分扩张,加之胎头无变形机会而易造成难产,导致胎儿在分娩过程中窒息,甚至死亡。孕妇妊娠30周前胎臀位多能自行转为头位,妊娠30周后仍为臀位,常采用膝胸卧位矫正。方法是:让孕妇排空膀胱,松解裤带,面对床面取膝胸卧位，每日 2 次，每次 15 分钟，连续 1 周后复查。这种卧位使胎儿臀退出盆腔，借助胎儿重力的作用，使胎头与胎背所形成的弧线顺着宫底弧面滑动完成，转为头位。膝胸位除了用于矫正子宫后倾及胎位不正以外，也适用于肛门、直肠、乙状结肠的检查和治疗。

**38. 胃大部切除术后已清醒的患者应采取什么体位？**

胃大部切除术后已清醒的患者应采取半坐卧位。因采取半坐卧位，可减轻腹部缝合处伤口的张力，避免疼痛，并利于伤口引流及愈合。

**39. 对破伤风患者应采取哪些护理措施？**

破伤风患者处于意识不清状态，应采用保护具防止其发生意外。使用床挡防坠床；枕头横立于床头，四肢使用约束带以防撞伤；患者牙关紧闭，应取下义齿，纱布包裹压舌板垫于上下磨牙之间，防舌咬伤和窒息；破伤风患者对声、光刺激敏感，光线充足会诱发抽搐，病室内光线应调暗，并保持病室安静。

**40. 预防患者跌倒的护理要点有哪些？**

①评估患者，易致跌倒的因素。②定时巡视患者，严密观察患者的生命体征及病情变化，合理安排陪护。③遵医嘱按时给患者服药，告知患者服药后

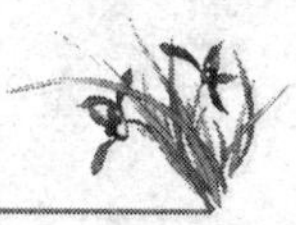



注意事项，密切观察用药反应。④加强与患者及其家属的交流沟通，关注患者的心理需求，给予必要的生活帮助和护理。⑤创造良好的病房安全环境，地面保持干净无水迹。走廊整洁、畅通、无障碍、光线明亮。⑥呼叫器、便器等常用物品放于患者易取处。⑦对患者进行安全宣教。

**41. 压疮分几期？具体表现是什么？**

压疮的发生是一个渐进的过程，依据其损伤程度可分为三期：①淤血红润期。淤血红润期又称为Ⅰ度压疮。原因为受压部位的皮肤出现暂时性血液循环障碍。主要表现为受压部位的皮肤呈暗红色，并有红、肿、热、痛或麻木。判断标准为，解除对该部位的压力 30 分钟后，皮肤颜色仍不能恢复正常。此期皮肤的完整性未破坏，为可逆性改变，如及时去除致病原因，则可阻止压疮的发展。②炎性浸润期。炎性浸润期又称Ⅱ度压疮。损伤延伸到皮下脂肪层。受损皮肤呈紫红色，皮下有硬结。皮肤因水肿而变薄，并有炎性渗出，形成大小不一的水疱。水疱破溃后，形成潮湿红润的创面，如不采取积极的措施，压疮继续发展，此期患者感觉疼痛。③溃疡期。溃疡期又称Ⅲ度压疮。根据组织坏死程度又可分为浅度溃疡期和坏死溃疡期。前者相对较轻，为浅层组织感染、化脓，脓液流出后，形成溃疡，患者感觉疼

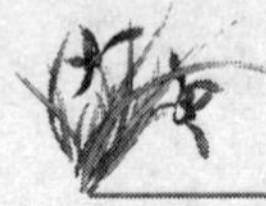



痛加重。后者严重,感染向周围及深部扩展,常可抵达骨面,坏死组织发黑,脓性分泌物增多,有臭味。若细菌及毒素侵入血液循环,还可造成脓毒血症或败血症,危及患者生命。

**42. 体位与压疮好发部位的关系是什么?**

压疮好发于受压和缺乏脂肪组织保护、无肌肉包裹或肌层较薄的骨隆突处。根据卧位不同,好发部位也不同。仰卧位,好发部位是枕骨隆突处、肩胛、肘部、脊椎体隆突处、足跟,尤其是骶尾部最易发生压疮;侧卧位,好发部位是耳郭、肩胛部、髋部、股骨粗隆、膝部、内外踝部;俯卧位,好发部位是面颊、肩峰部、肋缘突出处、女性乳房、男性生殖器、髂前上棘、膝前部、足趾等;坐位,好发部位是坐骨结节处。

**43. 卧床患者使用气垫床、水褥的目的是什么?**

卧床患者使用气垫床、水褥可使支撑体重的面积增大,从而降低骨突处皮肤所承受的压强,避免局部组织长期受压,防止压疮的形成。

**44. 为什么全身瘫痪患者最易发生压疮?**

压疮是由于局部组织长期受压,引起血液循环障碍,发生持续缺血、缺氧、营养不良而致局部软组织溃烂和坏死。全身瘫痪患者长期卧床,不能随意

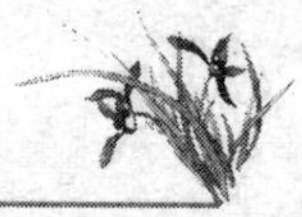



变换体位，局部受压机会大大增加；大小便失禁对皮肤刺激也是导致压疮的因素。

**45. 为易发生压疮的患者进行全身按摩的主要目的是什么？**

对于易发生压疮的患者，要经常检查受压皮肤的情况，行温水擦浴、擦背或用湿热毛巾行局部按摩，主要目的是避免组织长期受压，促进局部组织血液循环。

**46. 预防压疮发生最有效的护理措施是什么？**

预防压疮发生的护理措施有协助患者经常更换体位，防止局部组织长时间受压；保持皮肤清洁干燥，避免潮湿、摩擦、尿便等刺激；床铺要经常整理，及时更换被褥；增进局部血液循环，用50%酒精或10%红花酒精按摩；加强营养，增强机体抵抗力。其中协助经常更换卧位，防止局部组织长期受压是最有效的护理措施。

**47. 压疮炎性浸润期的处理方法有哪些？**

压疮炎性浸润期应保护皮肤，防止感染发生；增加翻身次数，保持床铺清洁、平整；加强营养摄入。未破的小水疱应尽量减少摩擦，防止水疱破裂、感染，使其自行吸收；大水疱可在无菌操作下，用注射器抽出疱内液体，不必剪去表皮，局部消毒后，再用无菌敷料包扎。根据情况还可以选用紫外线或红外线照射。

## 48. 压疮处于坏死溃疡期时如何处理创面？

此期应清洁创面，去除坏死组织，保持引流通畅，促进肉芽组织生长。创面有感染时，可用无菌生理盐水或0.02％呋喃西林溶液清洗创面，再使用外敷药物。

## 49. 患者行石膏夹板牵引时的护理措施是什么？

定时协助患者翻身，认真听取患者的主诉，随时观察局部皮肤变化，衬垫应平整柔软、松紧合适。对有因受压出现反应性充血的皮肤组织不主张按摩，因此时软组织已经受到损伤，实施按摩可造成深部组织的损伤。

## 50. 皮肤清洁护理的目的是什么？

皮肤清洁护理的目的：去除污垢，保持皮肤清洁，使患者身心舒适，增进健康；促进血液循环，增强皮肤的排泄功能，预防皮肤感染和压疮的发生；使紧张的肌肉得到放松，增强皮肤对外界刺激的敏感性；观察和了解患者的一般情况，有利于护患沟通。

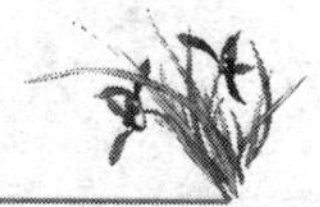

### 51. 哪些患者不宜使用盆浴、淋浴?

盆浴、淋浴适用于全身情况良好的患者,衰弱、创伤和患心脏病需要卧床的患者不宜淋浴、盆浴;妊娠7个月以上的孕妇禁用盆浴。传染病患者没有良好的消毒隔离措施,盆浴、淋浴会造成交叉感染。

### 52. 如何为患者进行床上擦浴?

床上擦浴适用于使用石膏固定、牵引、必须卧床、重症衰竭及无法自行沐浴的患者。关好门窗,调节室温在24℃以上;遮挡患者,保护患者隐私;调节水温50℃~52℃;先为患者擦拭脸和颈部,然后为患者脱下衣服,擦拭全身,先健侧后患侧,先近侧后远侧,注意擦净皮肤皱褶处。用50%酒精在骨隆突处做按摩,为患者穿上干净衣裤(先远侧后近侧,先患侧后健侧),必要时梳发、剪指甲、更换床单。收拾用物,如有特殊情况需做记录。在擦拭过程中,动作要轻柔,尽量减少暴露和翻动次数,防止患者受凉。如患者出现寒战、面色苍白等病情变化,应立即停止擦拭。

### 53. 如何去除头虱及虮? 常用的溶液有哪些?

常用的灭虱药液有百部酊(百部30克加50%酒精100毫升,再加100%酒精1毫升,装入瓶中加

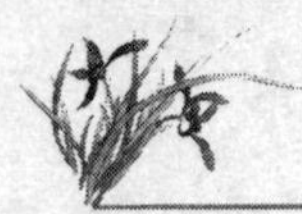



盖盖严，48 小时后方可以使用）。操作时护士应穿隔离衣，戴手套，必要时动员患者剪短发，用纱布蘸百部酊擦遍头发，反复用手指指腹揉搓，使头发全部湿透，然后戴上浴帽包住头发，24 小时后取下浴帽，用篦子篦去死虱和虮卵，再清洗头发。灭虱完毕，为患者更换衣裤、被褥，将患者污衣、被褥及护士的隔离衣送高压蒸汽灭菌，脱落的头发用纸包好焚烧，梳子、篦子消毒后刷洗干净。操作中避免虱、虮传播，防止百部酊流入患者眼及耳内。

## 54. 口腔护理常用的漱口液及其作用是什么？

口腔护理常用的漱口液有：生理盐水，可清洁口腔，预防感染，适用于口腔 pH 值中性时；1%～4%过氧化氢溶液，遇有机物时，可释放出新生氧以抗菌除臭，适用于口腔 pH 值偏酸性时；0.1%醋酸溶液，用于铜绿假单胞菌感染时，适用于 pH 值偏碱性时；2%～3%硼酸溶液，可抑制细菌的生长，防腐，抑菌，适用于口腔 pH 值偏碱性时；1%～4%碳酸氢钠溶液，用于真菌感染，适用于口腔 pH 值偏酸性时。

## 55. 口腔护理的目的及适用对象有哪些？

口腔护理法适用于禁食、高热、昏迷、大手术后、口腔疾患及生活不能自理的患者。口腔护理的目的

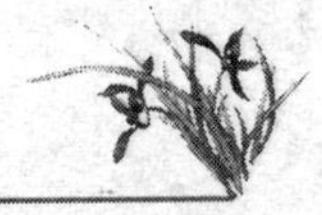

是保持口腔清洁、湿润，预防口腔感染及其他并发症的发生，使患者感到舒适；防止口臭、牙垢，增进食欲，保持口腔正常功能；观察口腔黏膜和舌苔的变化，提供病情的动态信息，协助诊断。

**56. 进行口腔护理时需要评估的内容有哪些？**

进行口腔护理时，需要全面评估患者病情及口腔情况，包括口腔黏膜有无溃疡出血；牙齿排列是否规整，有无龋齿；口腔有无干裂；舌的颜色及舌苔情况；有无口臭及口腔内特殊气味等。

**57. 患病时口腔内微生物易大量繁殖的原因是什么？**

口腔是病原微生物侵入人体的主要途径之一，口腔内的温度、湿度和食物残渣适宜微生物的生长繁殖。正常人的口腔中经常存在大量的致病性和非致病性微生物。当身体处于健康状态时，机体抵抗力强，每日饮水、进食、刷牙和漱口等活动，对微生物具有一定的清除作用，通常不会出现口腔健康问题。当患病时，由于机体抵抗力降低，饮水、进食、刷牙、漱口等活动减少，口腔内的微生物得以大量繁殖，常可引起口腔炎症、溃疡，甚至继发腮腺炎、中耳炎等并发症。

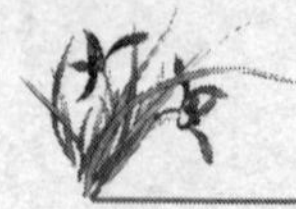



**58. 昏迷患者口腔护理的注意事项有哪些？**

为昏迷患者进行口腔护理时应备开口器，使用时从臼齿处放入（牙关紧闭者不可暴力助其张口）；昏迷患者禁忌漱口，擦洗时需用血管钳夹紧棉球，每次1个，防止棉球遗留在口腔内；棉球不可过湿，以防患者将溶液吸入呼吸道。

**59. 有活动义齿的患者应如何进行口腔护理？**

应先将活动义齿冲洗干净，用牙膏彻底清洗义齿，待患者漱口后戴上。暂时不用者，可浸于清水中备用，每日更换清水。义齿不可浸于酒精和热水中，以免变形、变色或老化。

**60. 发热的过程及各期特点是什么？**

发热的过程为：体温上升期，特点为产热大于散热，患者表现为畏寒、皮肤苍白、无汗、皮肤温度下降，有些患者可出现寒战；高热持续期，特点是产热和散热在较高水平上趋于平衡，体温维持在较高的状态，患者表现为颜面潮红、皮肤灼热、口唇干燥、呼吸和脉搏加快、尿量减少等；退热期，特点是散热增加而产热趋于正常，体温调节水平恢复至正常，表现为大量出汗和皮肤温度降低。高热患者退热期由于大量出汗，体液大量丧失，易出现血压下降、脉搏细

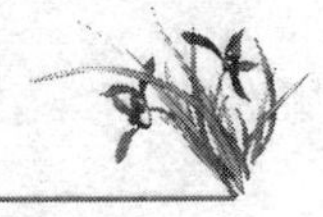



速、四肢厥冷等虚脱或休克现象，护理中应加强观察。

## 61. 患者发热时常见的热型有哪些？

把发热患者各种体温曲线形态称为热型，不同的发热性疾病可表现出不同的热型，加强观察有助于疾病的诊断。常见的热型有：稽留热，体温持续在39℃～40℃，达数日或数周，24小时波动范围不超过1℃，常见于肺炎球菌性肺炎、伤寒等；弛张热，体温在39℃以上，24小时内温差超过1℃，但最低体温仍高于正常水平，常见于败血症、风湿热、化脓性疾病等；间歇热，体温骤升至39℃以上，持续数小时或更长，然后下降至正常或正常以下，经过一段时间的间歇，体温又升高，并反复发作，即高热期和无热期交替出现，常见于疟疾等。不规则热，发热无一定规律，且持续时间不定，常见于流行性感冒、癌性发热等。

## 62. 体温上升多见于什么疾病？

体温上升可有骤升和渐升两种方式，骤升是体温突然上升至高峰，见于急性感染，如肺炎球菌性肺炎、疟疾等。渐升是指体温逐渐上升，数日内到达高峰，见于伤寒等。

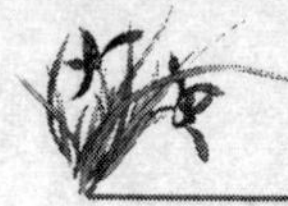



## 63. 物理和药物降温后需多长时间复测体温？

高热患者降温可根据病情采用物理降温或药物降温方法。如体温超过 39℃可用冰袋冷敷头部；超过 39.5℃可用温水或酒精擦浴，以达到降温目的。根据医嘱给予药物降温时应注意药物剂量，防止退热时大量出汗引起虚脱或休克。采取降温措施 30 分钟后应复测体温，并做好记录和交班。患者出现寒战时应注意保暖。

## 64. 肺炎球菌性肺炎患者高热时应怎样护理？

患者体温过高时，应每 4 小时测量体温，待体温恢复正常 3 日后递减至每日 2 次，同时观察患者面色、脉搏、呼吸和血压；宜用物理降温，冰袋放于头顶，足底可放热水袋。降温后 30 分钟测量体温；给予营养丰富、易消化的流质或半流质饮食，鼓励患者多饮水，按医嘱给予静脉输液；做好口腔护理和皮肤护理；让患者卧床休息，减少活动。

## 65. 哪些患者禁忌测量口温？

婴幼儿、精神异常、昏迷、口腔疾病、口鼻手术、张口呼吸者禁测口温。

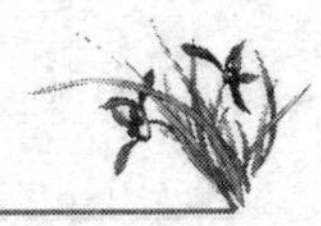



## 66. 影响脉搏的生理性因素有哪些?

正常成年人在安静时的脉搏为 60～100 次/分钟,节律规则均匀。它可随生理性因素变化而发生一定范围的波动:年龄,一般新生儿、幼儿的脉率较快,成年人逐渐减慢,老年人稍增快;性别,女性的脉搏比男性稍快,通常每分钟相差 5 次左右;劳动和情绪,一般在运动、情绪激动时可使脉率增快,休息、睡眠时则脉率减慢;药物和饮食,使用兴奋药、饮浓茶或咖啡时则脉率增快。

## 67. 什么是脉搏短绌? 如何测量?

脉搏短绌是指在单位时间内脉率少于心率,听诊时心律完全不规则,快慢不一,心音强弱不等,常见于心房纤维颤动的患者。如发现脉搏短绌,应由两人同时测量,一人听心率,另一人测脉率,由听心音者发出"始"、"停"口令,计数 1 分钟。记录方式为心率和脉率。

## 68. 什么是间歇脉? 常见于哪些疾病?

间歇脉是在一系列正常均匀的脉搏中出现一次提前而较弱的脉搏,其后有一较正常延长的间歇,称为间歇脉,亦称过早搏动。如每隔一个或两个正常搏动后出现一次过早搏动,前者称二联律,后者称三

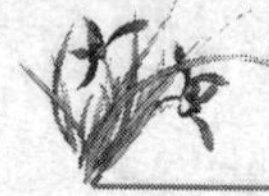



联律，常见于各种器质性心脏病或洋地黄中毒等患者。正常人在过度疲劳、精神兴奋时偶尔也出现间歇脉。

**69. 成年人的呼吸频率在什么情况下会发生改变？**

成年人安静时呼吸频率为16～20次/分钟，节律规则，均匀平稳。但受意识控制，可随意改变。呼吸可随年龄、劳动、情绪等因素改变，小儿较快，老年人稍慢，活动和情绪激动时增快，休息和睡眠时稍慢。

**70. 什么是间断呼吸？临床常见于哪些患者？**

呼吸和呼吸暂停交替出现称为间断呼吸。是呼吸中枢兴奋性显著降低的表现，临床常见于呼吸中枢衰竭的患者。

**71. 如何测量危重患者的呼吸频率？**

当危重患者呼吸微弱不易观察时，测量呼吸频率的方法是将少许棉花置于患者鼻孔前，计数其被吹动的次数，计数1分钟。

**72. 血压的正常值是多少？其生理变化是什么？**

正常成人安静时，收缩压为18.67～12千帕(140～90毫米汞柱)，舒张压为12～8千帕(90～60

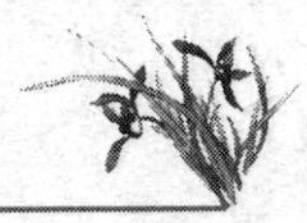



毫米汞柱)，脉压为 5.33～4 千帕(40～30 毫米汞柱)；血压随年龄的增长而增高，小儿血压比成年人低，40 岁以后每增加 10 岁，收缩压升高 1 千帕(7.5 毫米汞柱)。中年以前女性血压比男性低 1 千帕左右；一般傍晚高于清晨，休息和睡眠不佳时血压稍高；寒冷环境时，血压可升高，高热环境时血压可下降；一般右上肢血压高于左上肢，下肢血压高于上肢。在精神紧张、兴奋、运动时，收缩压可增高，舒张压无明显变化。

**73. 影响血压的因素有哪些？**

影响血压的因素有：每搏量，收缩压的高低主要反映每搏量的多少；心率，主要影响舒张压；心排血量为每搏量和心率的乘积；外周阻力，舒张压的高低主要反映外周阻力的大小，而外周阻力的大小受外周血管口径和血液黏稠度的影响；主动脉和大血管壁的弹性，随着年龄的增长，血管的顺应性下降，收缩压升高，舒张压降低，脉压增大；循环血量和血管容量，如果循环血量减少或血管容量扩大，血压便会下降。

**74. 测量血压时出现假性低读数的原因可能是什么？**

测量血压时，袖带太宽，使大段血管受压，致搏

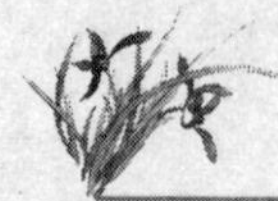



动音在到达袖带下缘之前已消失，故测量值偏低；袖带缠绕过紧，使血管在未充气时已受压，测得血压值偏低；被测肢体位置高于心脏，由于缺少血压重力的作用，使测量值偏低。

**75. 什么是脉压？脉压增大和脉压减小常见于什么疾病？**

收缩压和舒张压之差称为脉压，其正常值为 4～5.33 千帕(30～40 毫米汞柱)。脉压增大常见于动脉硬化、主动脉瓣关闭不全、动静脉瘘、甲状腺功能亢进。脉压减小常见于心包积液、缩窄性心包炎等。

**76. 如何为偏瘫患者测量血压？**

测量血压有四定要求：定部位、定时间、定体位、定血压计，根据病情选择坐位或仰卧位。偏瘫患者应测量健侧，被测肢体应和心脏处于同一水平，坐位平第四肋，卧位平腋中线，每秒放气 0.5 千帕(4 毫米汞柱)，听诊器出现的第一声搏动音所读数值为收缩压，搏动音变弱或消失所读数为舒张压，听到舒张压后迅速放气直到汞柱回到零位。

**77. 临床常用饮食种类及适应证有哪些？**

软食，适用于老幼、口腔或手术后恢复期的患者；半流质饮食，适用于发热、消化道疾病、咀嚼不

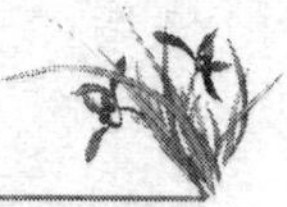

便、手术后患者；流质饮食，适用于高热、口腔疾病、各种大手术后、急性消化道疾病、危重及全身衰竭的患者；高热能饮食，适用于甲状腺功能亢进、高热、烧伤患者及产妇；高蛋白饮食，适用于长期消耗性疾病、严重贫血、烧伤、肾病综合征、大手术后的患者。

**78. 高热饮食每日供给的总热能是多少？**

高热饮食每日供给的热能是12 552千焦(3 000千卡)，在基本饮食的基础上加餐2次。

**79. 低蛋白饮食的适应证有哪些？**

急性肾炎、尿毒症、肝性脑病的患者宜用低蛋白饮食。限制蛋白摄入量，可以降低血尿素氮的水平，减轻尿毒症症状，还有利于降低血磷水平和减轻酸中毒；对肝性脑病患者，蛋白质摄入会增加血中氨离子的浓度，加重肝性脑病。低蛋白饮食成年人每日蛋白质总量不超过40克，视病情需要也可每日20～30克。

**80. 无盐低钠饮食的概念是什么？**

无盐低钠饮食指除食物自然含钠量外，不放食盐烹调的饮食，控制摄取食物中自然存在的含钠量(控制在0.5克／日)，禁用咸制品及含碱含钠的食物和药物，如发酵粉、汽水、碳酸氢钠等。

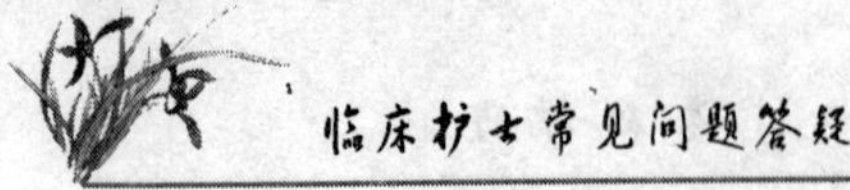


## 81. 大便隐血试验前3日的饮食要求是什么？

大便隐血试验是协助诊断胃肠道有无出血的试验，试验前3日禁用肉类、肝类、血类食物，绿色蔬菜和含铁剂的药物，以防引起假阳性反应。因为肉类、肝类、血类食物及绿色蔬菜中含有铁剂，会与试验的试剂发生假阳性反应，蛋类不用禁忌。

## 82. 鼻饲法的注意事项有哪些？

插管时动作要轻柔，尤其是通过食管三个狭窄区时（环状软骨水平处、平气管分叉处、食管通过膈肌处），以免损伤食管黏膜；每次灌食前应检查胃管是否在胃内；鼻饲者需用药物时，应将药物研碎、溶解后灌入；每次灌入量不要超过200毫升，温度为38℃，温度过高易烫伤黏膜，温度过低患者会感到不舒适；长期鼻饲者每天应进行口腔护理，胃管应每周更换，晚上末次喂食后拔出，次晨由另一鼻孔插入；食管静脉曲张、食管梗阻的患者禁用鼻饲法。

## 83. 禁忌使用鼻饲法的患者有哪些？

鼻饲法适用于昏迷、口腔疾患、某些术后和肿瘤、食管狭窄、食管气管瘘、拒绝进食者，以及早产儿和病情危重的婴幼儿。禁用于食管静脉曲张（插胃管会引起食管静脉破裂出血）、食管梗阻的患者（插

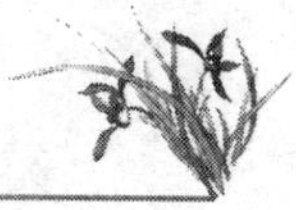

胃管困难而造成损伤)。

**84. 插胃管时患者出现呛咳、发绀应立即采取的措施是什么?**

插胃管时患者出现呛咳、发绀,表示误入气管,应立即拔出,休息片刻后重插。因为气道对异物刺激敏感,如果继续插管会引起中小气管痉挛,发生呼吸困难,甚至窒息,所以发生此种情况应该立即拔出。

**85. 昏迷患者插胃管时,将头部托起使下颌靠近胸骨柄的目的是什么?**

为昏迷患者插胃管至 15 厘米处时,将其头部托起使下颌靠近胸骨柄的目的是加大咽喉部通道的弧度,便于将胃管顺利通过会厌部。

**86. 测量胃管长度及是否在胃内的方法有哪些?**

测量胃管长度:患者发际至剑突或由鼻尖经耳垂到剑突的距离,成年人 45～55 厘米,婴幼儿 14～18 厘米。鉴别胃管是否在胃内的方法:①胃管末端接注射器抽吸,有胃液抽出。②置听诊器于胃部,用注射器从胃管注入 10 毫升空气,听到气过水声。③当患者呼吸时,将胃管末端置于水杯液体中,无气泡逸出。

**87. 甲状腺功能亢进患者碘治疗时的饮食指导有哪些?**

用碘治疗甲状腺功能亢进的患者,在检查或治疗前2个月,忌食海带、海蜇、含碘的食物及其他含碘的海产品。禁用碘酊做局部消毒,以免引起假阳性反应。

**88. 胃肠减压的目的有哪些?**

①解除或缓解肠梗阻所致的症状。②进行胃肠道手术的术前准备,以减少胃肠胀气。③术后吸出胃肠内气体和胃内容物,减轻腹胀,减少缝线张力和伤口疼痛,促进伤口愈合,改善胃肠壁血液循环,促进消化功能的恢复。④通过对胃肠减压吸出物的判断,可观察病情变化和协助诊断。

**89. 胃肠减压的注意事项有哪些?**

胃肠减压的注意事项:①插管动作要轻稳,以免损伤黏膜。插管过程中发生呼吸困难、发绀等症状应立即拔出,休息片刻后重插。②维持良好的负压吸引。要经常检查负压吸引器的工作情况,避免导管扭曲、堵塞、漏气。应用电动胃肠减压器时,负压不要超过6.67千帕(50毫米汞柱),否则易引起消化道黏膜损伤。为防止管腔被胃内容物堵塞,每4

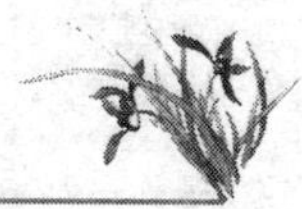



小时用生理盐水冲洗胃管1次。③给予口腔护理。④注意观察引流液的性质、颜色和量并详细记录。⑤在胃肠减压过程中,如给予口服药物,应停止吸引1小时。⑥胃肠减压期间,观察患者水、电解质平衡及胃肠功能恢复情况。⑦一般胃肠手术后2～3天,胃肠道功能恢复正常,肛门排气,无明显腹胀时,遵医嘱即可拔管。⑧胃管拔出后,擦净鼻腔分泌物及面颊部的胶布污迹,并整理用物。

**90. 物理降温的方法及注意事项有哪些?**

(1)冰袋、冰囊法:①随时检查冰袋、冰囊、化学制冷袋有无破损漏水现象,布套潮湿后应当立即更换,冰融化后应立即更换。②观察患者皮肤情况,严格交接班制度,如发生患者局部皮肤苍白、发绀或者有麻木感时,应立即停止使用,防止冻伤发生。③使用时间一般为10～30分钟或遵医嘱执行。④冰袋压力不宜过大,以免影响血液循环。⑤如用以降温,冰袋使用后30分钟需测体温,并做好记录。⑥禁用部位为枕后、耳郭、心前区、腹部、阴囊及足底部位。

(2)冰枕、冰帽法:①随时观察冰枕、冰帽有无破损漏水现象,布套潮湿后应当立即更换,冰融化后应立即更换。②发生患者局部皮肤苍白、发绀或者有麻木感时应立即停止使用,防止冻伤发生。③如用以降温,冰帽使用后30分钟需测体温,并做好记录,如为防止脑水肿应对体温进行监测，体温维持在33℃，不能低于30℃。

(3)冷敷法：①冷敷前，局部应涂凡士林，保护皮肤。②冷敷时注意观察局部皮肤的颜色及患者的主诉，以免发生冻伤。

(4)温水、酒精擦浴法：①酒精温度应接近体温，避免过冷刺激。②擦浴时，以拍拭方式为主，不用按摩方式，擦拭腋窝、肘窝、腹股沟、腘窝等血管丰富处，应适当延长时间，以利增加散热。③禁擦拭后颈、胸前区、腹部、足底等处，避免发生不良反应。④擦浴过程中，应随时观察患者情况，如出现寒战、面色苍白、脉搏及呼吸异常时，应立即停止，并及时与医生取得联系。⑤擦浴后30分钟测量体温并记录，如体温降至39℃以下，可取下头部冰帽。⑥血液病患者及新生儿禁用酒精擦浴。

**91. 酒精擦浴降温原理是什么?**

酒精是一种挥发性液体，通过刺激皮肤血管扩张达到较强的散热效果。酒精擦浴通过蒸发和传导散热，用于高热患者降温。但新生儿、血液病患者及酒精过敏者禁用此法。

**92. 患者保暖解痉最简便的方法是什么?**

患者保暖解痉最简便的方法是热水袋，方便经

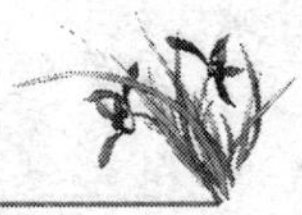

济。使用时水温应在60℃～70℃，对婴儿、老年人、麻醉未清醒、末梢循环不良和昏迷的患者，水温应该控制在50℃以内。

## 93. 热水坐浴的注意事项及禁忌证有哪些？

热水坐浴常用于会阴和肛门疾病手术后的患者，可以减轻或消除盆腔、直肠器官的淤血、炎症、水肿和疼痛，以及清洁局部。坐浴时水温为40℃～45℃，时间为15～20分钟。女性患者经期、妊娠后期、产后2周内、阴道出血和盆腔急性炎症时不宜坐浴，以防感染。

## 94. 影响热疗的因素有哪些？

影响热疗的因素有：热疗方式，湿热的疗效比干热强；用热时间，一般为20～30分钟，时间过长易引起不良反应；用热温度，干热50℃～70℃，湿热40℃～60℃，应以患者的耐受性而定，而且环境温度也影响用热温度和用热效果；热效应与用热面积成正比；昏迷、瘫痪、循环不良的患者，其局部感觉障碍，对热的敏感性差，应防止烫伤。

## 95. 湿热敷的作用是什么？

湿热敷常用于消炎、消肿、解痉和镇痛，作用是促进浅表炎症的消散和局限，减轻深部组织充血，使

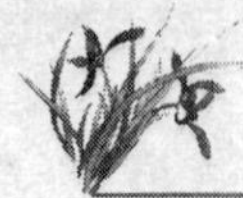



肌肉、韧带松弛，通过降低痛觉神经的兴奋性而缓解疼痛，促进血液循环，使患者感到温暖舒适。

**96. 禁忌使用酒精擦浴的部位有哪些？**

应用酒精擦浴时，腋下、腹股沟、腘窝等大血管处应多停留片刻，利于散热。禁擦后颈、胸前、腹部和足底，以免引起不良反应。

**97. 为什么面部三角区感染时不可用热疗？**

面部三角区禁忌热疗，因该处血管丰富，面部静脉无静脉瓣，且与颅内海绵窦相通，其感染时用热疗后血管扩张、血流加快，血流量增多，导致细菌和细菌毒素进入血液循环，使炎症扩散，造成严重的颅内感染或败血症。

**98. 冷疗时的注意事项有哪些？**

冷疗时，冷效应和用冷面积成正比，全身用冷较局部用冷的效果强；用冷时间一般为 15～30 分钟，如时间过长会引起不良反应；不同年龄的患者对冷的敏感性有差异，老年人敏感性较低。

**99. 留置导尿管的目的是什么？**

术前留置导尿管的目的是引流膀胱内的尿液，避免术中误伤膀胱；抢救休克、危重患者时留置导尿

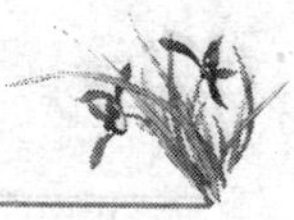

管的目的是观察病情，正确记录尿量；某些泌尿系统疾病手术后留置导尿管，便于引流和冲洗，同时减轻手术切口的张力，利于伤口的愈合；会阴部有伤口者保留尿管，以保持会阴部清洁干燥，利于伤口愈合。

**100. 男性患者导尿时的操作要点是什么？**

男性尿道的解剖特点，尿道长 18～20 厘米，有两个弯曲(耻骨前弯和耻骨下弯)，耻骨下弯固定无变化，耻骨前弯随阴茎位置不同而变化。导尿时应将阴茎提起与腹壁呈 60°，可使耻骨前弯消失，利于导管的插入，导管插入尿道 20～22 厘米，见尿流出再插入 1～2 厘米。因膀胱颈部肌肉收缩而产生阻力使插管不畅时，可稍停片刻，切忌暴力插管。

**101. 女性患者导尿时的操作要点是什么？**

女性尿道长 3～5 厘米，其特点是短、粗、直，且富于扩张性，尿道外口位于阴蒂下方，与肛门和阴道口相邻，插管深度为 4～6 厘米，见尿后再插入 1～2 厘米。

**102. 长期留置尿管的患者出现异常情况怎么办？**

长期留置尿管的患者出现尿液混浊、沉淀或有结晶时，应鼓励其多饮水，协助更换卧位，并做膀胱冲洗，每周做尿常规检查 1 次。

**103. 压迫性尿失禁的概念是什么?**

压迫性尿失禁是指当咳嗽、打喷嚏或运动时腹肌收缩,腹内压升高,以致不自主排出少量的尿液。原因是由于膀胱括约肌功能降低、骨盆底部肌肉及韧带松弛,多见于肥胖者及老年女性。

**104. 尿失禁患者的护理措施有哪些?**

心理护理,给予安慰和鼓励,并保持室内空气清新;做好皮肤护理,防止压疮;训练膀胱功能,训练有意识地控制排尿,观察排尿反应,对慢性病或老年人每2～3小时给予便器1次;健康教育,每日白天饮水2 000～3 000毫升,入睡前限制饮水;膀胱处按摩挤压,使膀胱内尿液被动排出;指导盆底肌锻炼(试做排尿动作,先慢慢收紧,再缓慢放松,10秒钟/次,连续10遍,以不觉乏力为宜)。

**105. 留置导尿患者发生尿路感染的护理措施有哪些?**

保持引流通畅,避免引流管受压、扭曲、阻塞;防止逆行感染,女性患者每日1～2次用苯扎溴铵棉球擦拭外阴和尿道口;每日定时更换集尿袋,集尿袋引流管位置应低于耻骨联合,每周更换导尿管1次;鼓励患者多饮水,协助更换卧位,发现尿液混浊、沉淀、

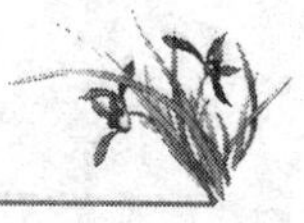

有结晶时应做膀胱冲洗,每周做尿常规检查1次。

**106. 膀胱冲洗的注意事项有哪些?**

①严格执行无菌操作,防止医源性感染。②冲洗时若患者感觉不适,应减缓冲洗速度,必要时停止冲洗,密切观察,若患者感觉到剧痛或引流液中有鲜血时,应停止冲洗,通知医生处置。③冲洗时冲洗液瓶内液面距床面约60厘米,以便产生一定的压力,利于液体流入,冲洗速度根据流出液的颜色进行调节,一般为80～100滴/分钟。如果滴入药液,需在膀胱内保留15～30分钟后再引流出体外,或根据需要延长保留时间。④寒冷气候,冲洗液应加温至35℃左右,以防冷水刺激膀胱,引起膀胱痉挛。⑤冲洗过程中,注意观察引流管是否通畅。

**107. 如何预防肾结石?**

根据结石的成分调节饮食结构。①尿酸结石应采用低嘌呤饮食,胱氨酸结石应采用低胱氨酸饮食。水果、蔬菜能使尿液转为碱性,对防止尿酸和胱氨酸结石较好,肉类食物使尿呈酸性,对防止感染结石较好。②对磷酸结石采用低钙、低磷饮食,含钙肾结石宜避免高钙、高盐、高草酸、高动物蛋白、高动物脂肪及高糖饮食。③采用高纤维饮食,一般认为有肾结石的患者最好能少吃盐和动物性蛋白,坚持大量饮水，保持尿量在2 000～3 000毫升/日，这样不但起到预防肾结石复发的作用，还能保证钙摄入量，对身体其他方面都有好处。

**108. 各种灌肠技术的操作方法有哪些？**

(1)大量不保留灌肠：①常用灌肠液温度39℃～41℃，降温时28℃～32℃，中暑时4℃。②肛管插入直肠7～10厘米。③灌肠液液面距肛门40～60厘米，伤寒患者不得超过30厘米。④患者左侧卧位，双膝屈曲，脱裤至膝部，移臀部靠近床沿。

(2)小量不保留灌肠：①“1、2、3”溶液温度为39℃。②肛管插入直肠7～10厘米。③灌肠液液面距肛门40～60厘米。④患者左侧卧位，双膝屈曲，脱裤至膝，移臀部靠近床沿。

(3)保留灌肠：①药液量不超过200毫升，温度39℃～41℃。②肛管插入直肠15～20厘米。③灌肠液液面距肛门小于30厘米。④根据病情协助患者取舒适卧位(慢性痢疾患者宜取左侧卧位，阿米巴痢疾患者宜取右侧卧位)，抬高臀部10厘米，有利于药物吸收。

**109. 0.1%肥皂水灌肠适用于哪些疾病？**

0.1%肥皂水灌肠适用于解除便秘，肠胀气，清

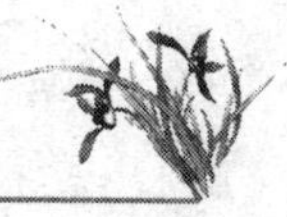

洁肠道，为肠道手术、检查或分娩做准备；稀释并清除肠道内的有害物质，减轻中毒症状。

**110. 肝性脑病患者不选用肥皂水灌肠的原因是什么？**

肝性脑病患者不能选用肥皂水灌肠的原因是碱性溶液能促进肠道内氨的产生和吸收，加重肝性脑病昏迷。肝性脑病患者应选用生理盐水或弱酸性溶液（如稀醋酸），肠内保持偏酸的环境，有利于肠腔中氨基与氢合成氨离子后随粪便排出。

**111. 便秘患者的护理措施有哪些？**

心理护理，耐心解释和指导；提供排便的环境，用屏风遮挡；安置适当的体位，坐位或蹲位，仰卧位患者可酌情抬高床头；在腹部做环状离心按摩，刺激肠蠕动，帮助排便；使用简易通便药，如开塞露；健康教育，指导患者养成按时排便的习惯；嘱患者多食蔬菜、小米、粗粮等含膳食纤维多的食物，每日饮水1 500毫升左右，适当食用油脂类食物；适当活动，如散步、打太极拳等；卧床患者可进行床上活动；对严格卧床患者应有计划地训练床上使用便器等；要指导便秘患者养成良好的排便习惯，如早晚蹲便，建立条件反射。

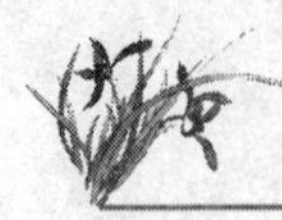



## 112. 剧毒、麻醉药的“五专”保管是什么?

①专人管理;②专柜专锁;③专册登记;④专用处方;⑤专用账册。

## 113. 临床常用的抗过敏药和止吐药分别有哪些?

(1)常用抗过敏药:①苯海拉明。皮肤科用于一切瘙痒性变态反应性疾病,如荨麻疹、过敏性皮炎、湿疹、瘙痒症等。②氯苯那敏。有较强的抗组胺作用,广泛用于一切瘙痒性变态反应性皮肤病。③敏迪。用于急性或慢性荨麻疹、过敏性鼻炎、虫咬皮炎、湿疹、皮肤瘙痒症等。④氯雷他定(克敏能)。用于急性或慢性荨麻疹、过敏性鼻炎及其他过敏性皮肤病。⑤仙特敏(仙特明)。用于慢性特发性荨麻疹(包括人工荨麻疹、寒冷性荨麻疹、日光性荨麻疹、压力性荨麻疹)、异位性皮炎、嗜酸性脓泡性毛囊炎、常年变态反应性鼻炎、花粉症、结膜炎、哮喘等。⑥葡萄糖酸钙。皮肤科用于荨麻疹、湿疹、皮炎、血管性水肿、紫癜、多形红斑、老年瘙痒症等。⑦酮替芬。适用于防治多种类型的支气管哮喘,也可用于治疗过敏性鼻炎、过敏性皮炎。⑧色甘酸钠(咽泰)。用于预防过敏性支管哮喘的发作,也用于过敏性鼻炎和季节性花粉症、过敏性湿疹、皮肤瘙痒症、溃疡性结肠炎、直肠炎等。

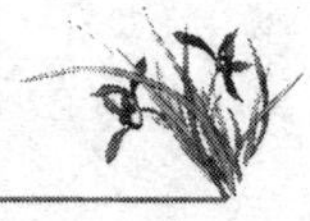

(2)常用止吐药:①多潘立酮。具有健胃和止恶心、呕吐的功能,用于治疗经常性胃排空延缓、胃炎伴随发生的消化不良综合征,还可以治疗功能性、器质性、感染性、饮食性或由放射治疗所引起的恶心或呕吐,用多巴胺促效治疗“帕金森病”所引起的恶心和呕吐为本品的特效适应证。②甲氧氯普胺。用于消化系统疾病或饮食不当引起的呕吐,也可用于由于药物性、放射性、脑外伤和晕车所致的恶心、呕吐。③噻嗪类。具有安定和止吐作用,如氯丙嗪、异丙嗪,可用于原因不明和精神紧张的患者,但这类药物用量不宜过大,因有嗜睡的不良反应及对肝功能的影响,所以驾驶员、机械操作人员和运动员、肝脏病患者禁用。④抗组胺药。如苯海拉明(乘晕宁),用于晕车、晕船引起的呕吐。⑤维生素 $B_6$。用于抗癌和放射治疗所引起的呕吐,也可用于妊娠早期的呕吐。⑥左金丸、紫金粉。这两种中药对由于高热、胃寒引起的呕吐有一定作用。

**114. 使用胰岛素的不良反应有哪些?**

胰岛素是人体内惟一降低血糖的激素,对于因病情需要使用胰岛素治疗的糖尿病患者,在使用不当的情况下,它可能会发生一些不良反应,主要有:①低血糖反应。一般都是由于胰岛素用量相对过大所致。为了避免在使用胰岛素的过程中出现低血糖

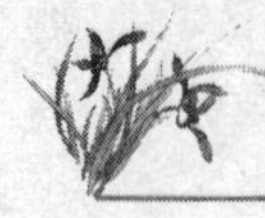



反应，必须从小剂量开始使用，密切监测血糖，逐渐调整胰岛素用量，使胰岛素的用量逐渐达到既能将血糖控制满意，又不至于出现低血糖的合适剂量。此类患者要随身携带糖果、饼干等食品，以便在出现低血糖反应时能及时进行自我救治。②体重增加。这也是胰岛素常见的不良反应。胰岛素可以促进体内蛋白质和脂肪的合成，如果糖尿病患者采取胰岛素治疗后不进行饮食控制，摄入热能过多，则造成体重的逐渐增加。③屈光不正。主要出现在胰岛素使用初期，且在胰岛素使用之前血糖水平较高的糖尿病患者。这种不良反应是暂时性的，随着胰岛素使用时间的延长，血糖控制平稳后，这种不良反应就会逐渐消失。④水肿。胰岛素造成体内水钠潴留的不良反应，一部分患者注射胰岛素后可出现轻度的颜面和肢体水肿。⑤变态反应。见于部分使用动物胰岛素的患者，分为局部与全身过敏。局部过敏仅为注射部位及周围出现斑丘疹瘙痒。全身过敏可引起荨麻疹，极少数严重者可出现过敏性休克。⑥注射部位皮下脂肪萎缩。见于长期使用动物胰岛素的患者，如果使用动物胰岛素的患者长期在一个部位注射更易出现。⑦胰岛素抵抗。见于使用动物胰岛素的患者，由于体内产生了对抗胰岛素的抗体，使注射的胰岛素作用效力下降。一般当糖尿病患者每日胰岛素用量超过100单位时就需要考虑发生了胰岛素

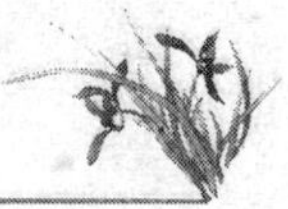



抵抗。如果改用人胰岛素则可克服胰岛素抵抗的问题。

**115. 如何根据药物性能正确服用药物？**

①对牙齿有腐蚀作用和使牙齿染色的药物，如酸类、铁剂。服用时可用吸管吸入，避免与牙齿接触，服药后漱口。②服用铁剂禁忌饮茶，以免形成铁盐，妨碍药物的吸收。③止咳糖浆服后不宜饮水，同时服用几种药物应最后服用止咳糖浆。④磺胺类药服后多饮水，防止尿少时结晶引起肾小管阻塞。⑤服退热药多饮水，可增强药物疗效。⑥刺激食欲的健胃药应饭前服，以增进食欲。⑦助消化药及对胃黏膜有刺激性的药物应饭后服，有利于食物消化，减少对胃壁的刺激。⑧服强心苷类药物应先测量心率及节律，如脉率低于每分钟 60 次或心律异常应停服。

**116. 执行注射治疗前如何评估患者？**

执行注射治疗前应对患者进行全面评估，包括：①患者的姓名、年龄、病情、治疗情况、用药史、家族史及药物过敏史。②意识状态、肢体活动能力，对用药计划的了解及合作程度。③注射部位的皮肤及皮下组织情况。④对患者执行注射治疗的目的、方法、注意事项、药物的特性及配合要点。

**117. 皮下注射的部位有哪些？**

上臂三角肌下缘、上臂外侧、大腿前外侧、下腹部组织及肩胛下方。

**118. 肌内注射的部位有哪些？**

臀大肌、臀中肌、臀小肌、股外侧肌和上臂三角肌。

**119. 肌内注射的注意事项有哪些？**

①需要两种药物同时注射时，应注意配伍禁忌。②选择合适的注射部位，避免刺伤神经和血管，抽吸活塞，无回血时方可注射。③注射部位应当避开炎症、硬结、瘢痕等部位。④对经常注射的患者，应当更换注射部位。⑤注射时勿将针梗全部刺入，以防针梗从根部折断。

**120. 碘过敏试验常用方法及结果判断有哪些？**

临床上常用碘化物造影剂做肾脏、胆囊、膀胱、支气管、心血管、脑血管造影。含碘类造影剂注入体内都有可能发生变态反应，症状严重程度不一，重症者可致命。在造影前1～2天须先做过敏试验，阴性者方可做碘造影检查。碘过敏试验有助于预防或减少造影剂反应的产生。少数患者过敏试验阴性，但在造影时发生变态反应，故造影时需备急救药物。

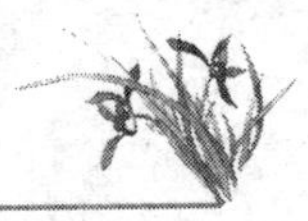

(1)碘过敏试验常用方法:①口服法。口服5%～10%碘化钾5毫升,每日3次,连服3日。②口含法。10%碘化钾5毫升口含,5分钟后观察反应。③皮内注射法。取碘造影剂0.1毫升做皮内注射,10～20分钟后观察反应。④结膜试验。将同一品种造影剂1～2滴直接滴入一侧眼内,另一眼滴入氯化钠溶液做对照,3～4分钟后观察。⑤静脉注射法。取造影剂1毫升加生理盐水至2毫升静脉注射,10～30分钟后观察反应。在静脉注射造影剂前,必须先行皮内注射法,然后再行静脉注射法,如为阴性,方可进行碘剂造影。

(2)碘过敏试验结果判断:①口含或口服试验。有口麻、头晕、心慌、恶心、呕吐、荨麻疹等症状为阳性。②皮内注射。局部有红、肿、硬块,直径超过1厘米为阳性。③静脉注射试验。观察有无反应,如血压、脉搏、呼吸、面色等情况有改变为阳性。④结膜试验。试验侧眼结膜明显充血,甚至血管扩张或曲张和有明显刺激者为阳性反应。

**121. 如何判断青霉素过敏试验的结果?**

①阴性。皮丘无改变,周围不红肿,无红晕,无自觉症状。②阳性。局部皮丘隆起,出现红晕硬块,直径大于1厘米,或周围出现伪足,有痒感,严重时可有头晕、心慌、恶心,甚至出现过敏性休克。

## 122. 过敏性休克的临床表现有哪些？

①呼吸道阻塞症状。由于喉头水肿、支气管痉挛、肺水肿引起胸闷、气促、哮喘与呼吸困难，伴濒死感。②循环系统症状。由于周围血管扩张导致有效循环血量不足而表现为面色苍白，出冷汗、发绀，脉搏细弱，血压下降。③中枢神经系统症状。因脑组织缺氧，可表现为面部及四肢麻木，意识丧失，抽搐或大小便失禁等。④皮肤变态反应表现。可有皮肤瘙痒、荨麻疹等。

## 123. 过敏性休克的急救措施有哪些？

①患者一旦发生过敏性休克。立即停止使用引起致敏的药物，就地抢救，并迅速报告医生。②立即平卧。遵医嘱皮下注射肾上腺素 1 毫克，小儿酌减，如症状不缓解，每隔 30 分钟皮下注射或静脉注射 0.5 毫升，直至脱离危险，注意保暖。③给予氧气吸入。呼吸抑制时应遵医嘱给予人工呼吸，喉头水肿影响呼吸时，应立即准备气管插管，必要时配合施行气管切开。

## 124. 常用皮试药物的配制方法有哪些？

(1)青霉素皮试液的配制：①以青霉素 1 瓶(80 万单位)为例，注入生理盐水 4 毫升则每毫升含 20

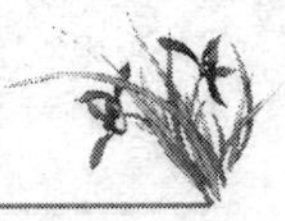

万单位。②取0.1毫升加0.9毫升生理盐水至1毫升,每毫升含2万单位。③取0.1毫升加0.9毫升生理盐水至1毫升,每毫升含2000单位。④取0.1毫升加0.9毫升生理盐水至1毫升,每毫升含200单位。⑤取青霉素皮试液0.1毫升(含20单位)做皮内注射,观察20分钟后,判断试验结果。

(2)头孢曲松钠皮试液的配制:①在1克的头孢曲松钠中加入生理盐水4毫升,充分溶化,使每毫升浓度为250毫克。②用1毫升注射器抽取0.2毫升,加生理盐水至1毫升,使其浓度为50毫克。③取0.1毫升,加生理盐水至1毫升,使其浓度为5毫克。④取0.1毫升,加生理盐水至1毫升,即成浓度为500微克的皮试液。⑤取头孢曲松钠皮试液0.1毫升,含50微克,做皮内注射,观察20分钟后,判断试验结果。

(3)氨苄青霉素皮试液的配制:①每瓶0.5克加生理盐水至2毫升,其浓度为每毫升250毫克。②取0.1毫升加0.9毫升生理盐水至1毫升,其浓度为每毫升25毫克。③取0.1毫升加0.9毫升生理盐水至1毫升,其浓度为每毫升2.5毫克。④取0.1毫升加0.9毫升生理盐水至1毫升,其浓度为每毫升250微克。⑤取氨苄青霉素皮试液0.1毫升,含25微克做皮内注射,观察20分钟后,判断试验结果。

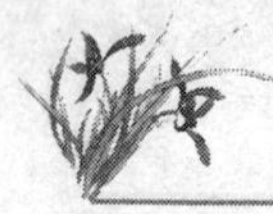



(4)破伤风抗毒素(TAT)皮试液的配制:①每支安瓿内含 TAT 1 500 单位,加生理盐水 0.4 毫升至 1 毫升。②取 0.1 毫升加生理盐水 0.9 毫升充分摇匀,每毫升含 150 单位。③取 0.1 毫升,含 15 单位,于前臂掌侧下段局部消毒后皮内注射,20 分钟观察局部反应。

(5)链霉素皮试液的配制:①链霉素 1 克(100 万单位)、加生理盐水 3.5 毫升配成 4 毫升,其浓度为每毫升含 25 万单位。②取 0.1 毫升加生理盐水 0.9 毫升配成 1 毫升(2.5 万单位)。③取 0.1 毫升加生理盐水 0.9 毫升配成 1 毫升(2 500 单位)。④取链霉素皮试液 0.1 毫升,含 250 单位做皮内注射,观察 20 分钟后,判断试验结果。

(6)盐酸普鲁卡因皮试液的配制:规格 40 毫克/2 毫升。①取 0.1 毫升盐酸普鲁卡因加生理盐水 0.7 毫升稀释至 0.8 毫升,皮试液每毫升含 250 微克。②皮内注射 0.1 毫升,观察 20 分钟后,判断试验结果。

(7)精制抗蝮蛇毒血清皮试液的配制:①取本品 0.1 毫升加生理盐水稀释至 2 毫升即成。②取皮试液 0.1 毫升做皮内试验,观察 20 分钟后,判断试验结果。

(8)抗狂犬病血清过敏皮试液的配制:①取抗狂犬病血清 0.1 毫升,每支 5 毫升,以生理盐水稀释至

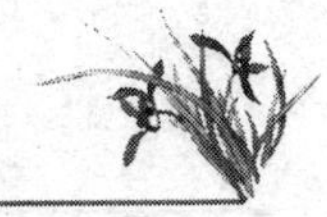

1毫升，然后取0.1毫升做皮内注射。②观察20分钟后判断试验结果。

(9)结素的纯蛋白衍生物(PPD)皮试液的配制：规格为50单位，取0.1毫升(含5单位)做皮内注射。观察20分钟后，判断试验结果。

**125. 静脉补液原则是什么?**

(1)补液原则：先盐后糖(高渗性脱水除外)，先晶后胶，先快后慢，尿畅补钾。补钾"四不宜"即：不宜过早、不宜过快、不宜过多、不宜静推。

(2)补液顺序：先用等渗盐水或平衡盐溶液扩充血容量，使尿量增加，以恢复机体的调节能力。尿量增多后如有酸中毒表现，可补充碱性溶液，同时注意补钾、钙。扩容后血容量不足时，需补给一定量的胶体液(全血、血浆、右旋糖酐)。补液量较多时，各类液体要交替输入。

(3)补液速度：①脱水严重者开始要快，可在头8小时补给全天补液量的1/2，待病情好转，速度要减慢。②对心、肺功能不好或某些不能快输的药物(如高渗盐水、钾盐)要控制速度。

(4)补液注意事项：①积极治疗原发病。②通过观察治疗效果，可随时调整补液计划，如尿量每小时有30～50毫升，说明补液是恰当的，尿量在30毫升以下，应加快输液速度；如尿量过多，则减慢输液速度。③注意心、肺情况，如发现患者心率加快、呼吸急促、咳嗽、肺部有湿啰音，应立即停止或减慢输液速度。④注意有无寒战、发热等输液反应，发现后立即停止输液，并进行相应的处理和密切观察。⑤有条件时，对大量补液的患者可用中心静脉压和心电图监测。

**126. 血和血浆分别适用于什么样的患者？**

(1)输全血的适应证：适用于同时补充红细胞和血容量(血浆)的情况，如大出血、严重创伤、换血等。但对于出血，也应根据出血程度和患者的具体情况施行成分输血。

(2)输血浆的适应证：①严重肝脏疾病。②凝血因子缺乏。③香豆素药物作用的逆转。④心脏直视手术。⑤大量输血。⑥弥散性血管内凝血(DIC)。⑦烧伤。⑧抗凝血酶Ⅲ(ATⅢ)缺乏。⑨血栓性血小板减少性紫癜(TTP)。

**127. 造成莫菲管内液面自行下降的原因是什么？**

莫菲管内液面下降说明莫菲管有裂痕，应当更换输液器。

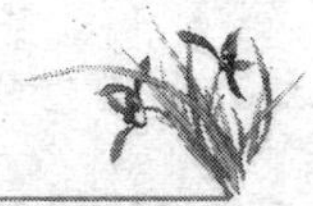



**128. 20%甘露醇 250 毫升，要求 25 分钟静滴输完，每分钟滴速是多少？**

15 滴×250 毫升/25 分＝150 滴。

**129. 小儿头皮静脉特点是什么？**

外观微蓝色，无搏动、管壁薄易被压瘪，不易滑动，便于静脉穿刺。

**130. 静脉输液时预防静脉炎发生的原则是什么？**

避免感染和减少对血管壁的刺激。

**131. 哪些情况应减慢输液速度？**

年老体弱、婴幼儿、心肺疾病患者的输液速度宜慢；高渗溶液、含钾药物、升压药物输注速度宜慢。

**132. 静脉输液时发生发热反应的原因是什么？**

①输液器具热原处理和消毒不彻底，存在致热原或微生物。②输注的溶液或药物制品不纯、消毒保存不当。③输液器被污染，输液过程中未能严格执行无菌操作。

**133. 输液反应的紧急处理措施有哪些？**

(1)发热反应：①反应轻者，立即减慢滴速，通知

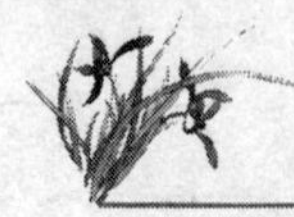



医生,同时注意观察体温变化。②对高热患者给予物理降温,观察生命体征,必要时遵医嘱给予抗过敏药物或激素治疗。③反应重者,应立即停止输液,保留剩余溶液和输液器,进行热原检测,及时采集样本送检验室做微生物培养,查找反应原因。

(2)循环负荷过重反应:①立即停止输液并通知医生,进行紧急处理;如病情允许协助患者取端坐位,双腿下垂,以减少下肢静脉回流,减轻心脏负荷;必要时进行四肢轮扎。②给予高流量氧气吸入(氧流量6～8升/分钟),以提高肺泡内氧分压,增加氧的弥散,改善低氧血症;在湿化瓶内盛20%～30%酒精溶液,以减低肺泡内泡沫表面张力,使泡沫破裂消散,改善肺部气体交换,减轻缺氧症状。③遵医嘱给予镇静药及平喘、强心、利尿和扩血管药物,以舒张周围血管,加速液体排出,减少回心血量,减轻心脏负荷。④安慰患者,解除患者的紧张情绪。

(3)静脉炎:①停止在此部位输液,抬高患肢并制动,局部用50%硫酸镁溶液湿敷(早期冷敷,晚期热敷),也可中药外敷(如意金黄散)。②超短波理疗。③如合并感染,遵医嘱使用抗生素治疗。

(4)空气栓塞:①立即置患者于左侧头低足高位,此体位在吸气时可增加胸腔内压力,减少空气进入静脉,同时使肺动脉的位置处于右心室的下部,气泡则向上漂移到右心室,避开肺动脉入口。由于心

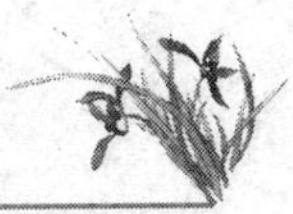



脏收缩,空气被震荡成泡沫,分次小量进入肺动脉内,逐渐被吸收。②给予高流量氧气吸入,提高血氧浓度,纠正严重缺氧状态。③有条件者可通过中心静脉导管抽出空气。④严密观察患者病情变化,有异常应及时对症处理。

(5)液体外渗:①立即停止输液,更换肢体和针头重新穿刺。②抬高患肢以减轻水肿,可局部热敷,促进静脉回流和渗出液的吸收,减轻疼痛和水肿。

**134. 静脉输血的目的是什么?**

①补充血容量、改善血液循环,用于大出血或失液引起的休克。②增加血红蛋白、促进携氧能力,用于贫血患者。③增加蛋白质、纠正低蛋白血症、维持胶体渗透压、减轻组织水肿,用于凝血功能异常的患者。④输入鲜血、补充凝血因子,用于凝血功能异常的患者。⑤补充抗体,增加机体抵抗力。

**135. 输血时患者发生溶血反应可采取哪些措施?**

①立即停止输血,与医生联系,保留余血,采集患者血标本,重做血型鉴定和交叉配血试验。②维持静脉输液以备抢救时静脉给药。③口服或静脉滴注碳酸氢钠,碱化尿液。④密切观察生命体征和尿量,出现休克症状时立即抗休克治疗。

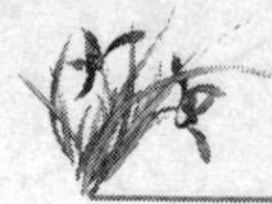



## 136. 大量快速输血的并发症有哪些?

①循环负荷过重,引起肺水肿。②输入血中的血小板破坏,凝血因子减少,引起出血倾向。③输入大量的枸橼酸钠,引起枸橼酸钠中毒。

## 137. 输血的注意事项有哪些?

(1)输血前准备:①申请。由医生填写输血申请单,并抽血标本(交叉配血,ABO 血型,RH 血型,乙肝五项,丙肝、艾滋、梅毒三项)送血库做交叉配血试验。②取血。携带取血单到血库取血,与血库人员共同查对(患者姓名、性别、床号、住院号、血袋号、血型、血液数量、血液种类、交叉配血试验结果、血液有效期、血袋完整性和血液的外观)。取回血后与临床护士再次核对。

(2)注意事项:①取回血液后,必须在产品规定的时间内输完,一般 30 分钟,输入两个以上供血者的血液时,应在两份血液之间输入生理盐水冲管。②血制品取回后必须放在冰箱保鲜层保存,输血前必须置于室温 15 分钟后再输。③必须认真查对血液的质量,正常血液分为上下两层,上层血浆呈稻黄色,半透明,下层血细胞呈暗红色,两者之间界线清楚,无凝块。如血浆变红,血细胞呈暗紫色,界线不清提示可能有溶血。④输血开始要缓慢滴入 10~

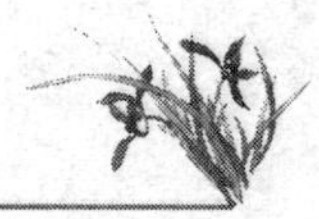

15 分钟，再按所需的速度滴入。⑤输血时，血袋内不得随意加入其他药物，如含钙、酸性或碱性药品，高渗或低渗液，以防血液凝集或溶血。⑥在输血全过程中和输血后 30 分钟内都必须密切观察病情。患者如有寒战、发热、荨麻疹等反应时，应立即停止输入并保留剩余的血液及输血器具(24 小时送检)。⑦患者如有寒战、发热、荨麻疹等反应时，可根据医嘱输注抗过敏药物，如地塞米松、异丙嗪等。⑧输血完毕，储血袋在 4℃冰箱保存 24 小时。⑨遵循查对制度，符合无菌技术、标准预防、安全输血的原则。

**138. 哪些患者需要测量中心静脉压？具体方法是什么？**

(1)测量中心静脉压指征：①原因不明的急性循环衰竭患者，测定中心静脉压以鉴别是否血容量不足或心功能不全。②大手术或其他需要大量输血、补液时，借以监测血容量的动态变化，防止发生循环负荷过重的危险。③血压正常但伴有少尿或无尿时，借以鉴别少尿原因，为肾前性因素(脱水)或为肾性因素(肾衰竭)。

(2)具体操作方法：①备好中心静脉压测量装置，固定测压管使零点与右心房中点在同一水平面上。②插管前将连接管及静脉导管内充满液体，排空气泡，测压管内充满液体，使液面高于预计的静脉

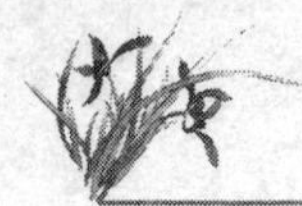



压。③行颈内静脉或锁骨下静脉穿刺，无论是经锁骨下静脉、颈内静脉，还是股静脉插管，导管尖端均应达胸腔处，导管置入后再次用注射器回抽，确认导管在静脉内，连接至中心静脉测压管，排尽气泡，转动三通开关使测压管与静脉导管相通即可测压。不测压时，转动三通开关使输液瓶与静脉导管相通，用于补充液体并保持静脉导管的通畅。中心静脉压正常值为 0.49～1.18 千帕(5～12 厘米水柱)。

(3)测量意义：①低血压时如中心静脉压＜0.49 千帕(5 厘米水柱)，提示有效血容量不足，可快速补液或补血浆，使中心静脉压升高至 0.59～1.18 千帕(6～12 厘米水柱)。②低血压但中心静脉压高于 1.18 千帕(12 厘米水柱)，应考虑有心功能不全的可能，可用增加心肌收缩力的药物，如多巴胺、多巴酚丁胺等，并控制入量。③中心静脉压高于 1.47～1.96 千帕(15～20 厘米水柱)提示有明显的右心功能不全，且有发生肺水肿的可能，需应用快速利尿药及洋地黄类药物。④必须指出，评估中心静脉压高低的意义，应当从血容量、心功能及血管状态三方面考虑。当血容量不足而心功能不全时，中心静脉压可以正常，故需结合临床综合判断。

**139. 化疗药的辅助用药有哪些?**

化疗的不良反应可以长期或暂时影响患者的生

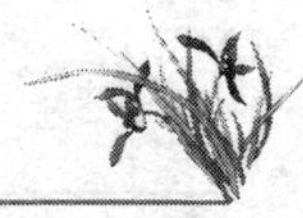

活质量，可能限制治疗的剂量及疗程，严重者有时还会危及生命。故化疗辅助药物的发展对化疗疗效的提高及不良反应的减少起到了巨大的作用。临床常用的化疗辅助药物如下：

(1)水化：大部分的化疗药有肾毒性，输入大量液体起到水化的作用，减轻对肾脏的损害。

(2)抗过敏药：部分化疗药(如紫杉醇)会引起变态反应，可以预防药物变态反应的药物，常用苯海拉明、地塞米松等。

(3)5-羟色胺3($5\text{-}HT_3$)受体拮抗药：针对化疗引起的恶心、呕吐，常用甲氧氯普胺(胃复安)、多潘立酮(吗丁啉)、氯丙嗪、地塞米松、甲基泼尼松、氯羟去甲安定。

(4)造血细胞集落刺激因子(CSFs)：①预防、治疗常规剂量化疗所致的中性粒细胞减少。②通过增加药物剂量和(或)缩短化疗间隔时间来增加化疗的剂量强度。③用于骨髓(外周血干细胞)移植。④用于髓性恶性肿瘤的辅助治疗。

(5)氨磷汀：①用于减轻化疗导致的肾毒性。②减轻血液学毒性。③减轻神经毒性和耳毒性。

(6)双磷酸盐：大量的临床研究表明，这类药物在改善乳腺癌、肺癌、前列腺癌骨转移和多发性骨髓瘤患者的疼痛、控制病情、预防骨转移的并发症和提高生存质量方面起了较好的作用。

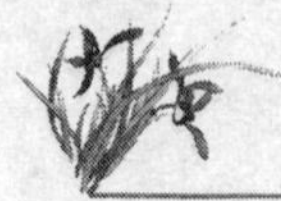



(7)美斯那(Mesna):烷化剂异环磷酰胺(IFO)和环磷酰胺(CTX)在治疗多种恶性肿瘤中有重要作用,但是烷化剂异环磷酰胺和大剂量的环磷酰胺会导致出血性膀胱炎的发生,因此这也成为这2种药物的剂量限制性毒性。美斯那是特异性的尿路保护药,临床常与烷化剂异环磷酰胺和环磷酰胺合用,它的应用显著减少了出血性膀胱炎的发生率。

(8)白介素-11:用于化疗所致严重血小板减少症的治疗。

(9)亚叶酸钙(CF):①与5-氟尿嘧啶(5-FU)合用提高5-氟尿嘧啶的疗效。②用于大剂量甲氨蝶呤(MTX)的解救治疗。

## 140. 配制化疗药物的注意事项有哪些?

护理人员在接触化疗药物过程中具有潜在危险性,抗肿瘤药可经过直接接触、呼吸道吸入或消化道摄入而致医护人员职业损伤。因此,经常接触化疗药物的护士要正确执行抗癌药操作规程,做好安全防护。

(1)化疗药物的配制:应在专用的配药室,由专人配药。使用特制的无菌减毒配药柜,在窗口前方有吸引装置,形成无形的屏障,以保护护理人员。如没有专用配药室,必须在空气流通、人流较少的室内进行。

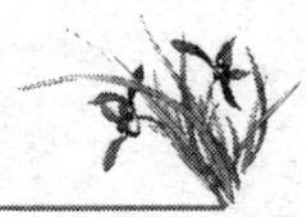

(2)接触化疗药物的防护：配制前洗手，穿一次性防护衣，佩戴一次性口罩及帽子、双层手套(聚氯乙烯手套起防护作用，乳胶手套便于操作)，戴防护眼镜或眼罩，以减少呼吸道吸入及皮肤接触。操作台应覆以一次性防护垫，减少药液污染。一旦污染或操作完毕，应及时更换。

(3)注意事项：①打开安瓿时，应垫无菌纱布以免划破手套，打开冷冻粉剂安瓿时有溅出的危险，应用无菌纱布包裹，并将溶媒沿安瓿壁缓缓注入瓶底，防止粉末溢出，待粉末浸透后再搅动。②瓶装药物稀释及抽取时应插入双针头以排除瓶内压力，防止针栓脱出造成污染。并且要求在抽取药液后，瓶内进行排气和排液后再拔针，不可使药液排于空气中。加药时将化疗药加入瓶装液体后应抽尽瓶内空气，避免瓶内压力过大导致更换液体时药液外溢。③抽吸液体药物时，药液不应超过注射器容积的3/4，以免药液外溢。④如果药液不慎溅在皮肤上或眼睛里应立即用生理盐水反复冲洗。

(4)用过物品的处理：操作中使用过的注射器、输液器、输液袋、敷料及放置化疗药物的安瓿等物品应放在专用的塑料袋内集中封闭处理，以免药液蒸发污染室内空气。在完成全部药物配备后，需用75%酒精擦拭操作柜内部和操作台表面。

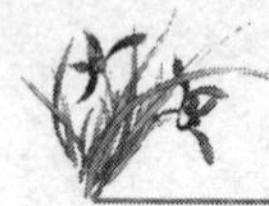



## 141. 输注化疗药物外渗后应该怎样处理?

当发现药物外渗时:①应立即停止输液,根据需要原位保留针头,在严密无菌操作下接一注射器进行多方向穿刺并做强力抽吸,尽量吸出局部外渗的残液。通知医生,指导进一步处置。②使用稀释剂或相应的解毒药。常规用2%普鲁卡因2毫升或2%利多卡因5毫升加地塞米松5毫克加生理盐水5～10毫升皮下注射,以稀释药物、减慢化疗药物吸收和镇痛,皮下局部注射解毒时应先拔去针头。某些化疗药有特殊的解毒药。③热敷。促进药物分散吸收,长春碱、长春新碱、足叶乙苷推荐热敷。④冷敷。使血管收缩以减少药物吸收,同时也可缓解疼痛,抑制局部炎症。阿霉素类、柔红霉素、紫杉醇类、氮芥、伊立替康外渗24小时内冰敷。⑤药物外敷。药物涂抹,如氢化可的松软膏、艾洛松乳膏、喜疗妥软膏、京万红软膏、湿润烧伤膏;中药湿敷。云南白药用酒调成糊状外敷,六神丸研末加适量蜂蜜调成糊状,如意金黄散加绿茶,新癀片粉加白醋,红景天粉末加鲜芦荟汁等。⑥抬高肢体或注射部位48小时,患者应注意休息。⑦毒性反应严重时,请外科会诊是否有外科指征。⑧避免外渗部位受压。⑨记录外渗液量、输注部位、药物浓度、患者症状及累及范围。

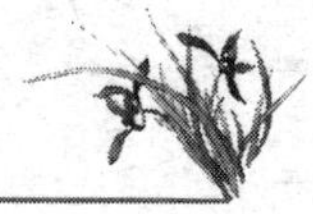

## 142. 化疗药物的不良反应有哪些？

化疗药物的不良反应有：局部组织坏死，静脉炎，消化系统黏膜炎或溃疡，恶心、呕吐，食欲减低，腹泻或便秘，骨髓造血抑制，心脏毒性，肺毒性，肝毒性，肾毒性，出血性膀胱炎，尿酸性肾病，周围神经炎，脑功能障碍，皮炎，脱发，变态反应，生殖系统毒性。

## 143. 采集血标本的特殊要求有哪些？

(1)血清标本：缓慢注入干燥试管中，勿将泡沫注入，避免震荡，以防红细胞破裂而造成溶血。

(2)全血标本：缓慢注入抗凝管中，轻轻转动试管防止血液凝固。

(3)血培养：注入密封培养瓶时去除铝盖中心部，用2%碘酊、75%酒精消毒瓶盖，将抽出的血液注入瓶内，轻轻摇匀。

## 144. 动脉采血的注意事项有哪些？

①消毒面积应较静脉穿刺部位大，严格执行无菌操作技术，预防感染。②患者穿刺部位应压迫止血至不出血为止。③若患者饮热水、洗澡、运动后需休息30分钟后再取血，以免影响检查结果。④做血气分析时注射器内勿有空气。⑤标本应立即送检，

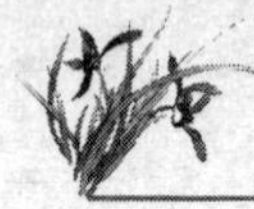



以免影响结果。⑥有出血倾向者慎用。

**145. 采集血培养标本的操作要点有哪些?**

血培养标本采集原则是在使用抗生素前采集,以免影响结果;标本容器外贴标签注明;采集时严格执行无菌操作;一般血培养采血5毫升,为提高亚急性细菌性心内膜炎患者细菌培养阳性率,采血量可增至10～15毫升;血液注入标本瓶后轻轻摇匀,以免凝固。

**146. 留取24小时尿标本的操作要点有哪些?**

留取24小时尿标本时,用物应选择清洁带盖的大口容器,容量为3 000毫升,根据需要备防腐剂;将标本容器贴标签并注明起始时间;核对无误后,向患者解释留尿的目的,嘱患者于晨7时排空膀胱(弃去尿液)后开始留尿,至次日晨7时留完最后1次尿;留尿过程中将盛尿容器置于阴凉处。

**147. 采集痰标本的目的有哪些?**

常规痰标本,检查痰的一般性状,涂片查癌细胞、细菌、虫卵,协助诊断某些呼吸系统疾病;痰培养标本,检查痰液中的致病菌及确定病菌类型;24小时痰标本,检查24小时痰液的量及性状,协助诊断。

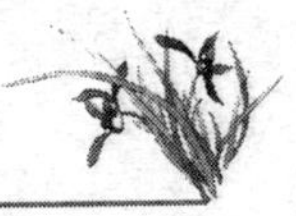



## 148. 留取咽拭子的操作要点有哪些?

①协助患者用清水漱口,点燃酒精灯,然后让患者张口发“啊”音,暴露咽喉(必要时用压舌板将舌压下)。②取出培养管中的拭子,轻柔、迅速的擦拭两颚弓、咽及扁桃体上的分泌物(做真菌培养时,必须在口腔溃疡面取分泌物)。③取毕,将试管口在酒精灯火焰上消毒。④将拭子插入试管中,塞紧瓶塞。⑤注明标本留取时间,及时送检。

## 149. 胸外心脏按压的方法有哪些?

①按压部位。胸骨中下 1/3 交界处。②按压手法。施救者一手掌根部放于按压部位,另一只手平行重叠于此手背上,两手手指紧紧相扣,只以掌根部接触按压部位,双臂位于患者胸骨的正上方,双肘关节伸直,利用上身重量垂直下压。③按压幅度。使胸骨下陷 4～5 厘米,而后迅速放松,反复进行。④心脏按压方法。按压时间∶放松时间＝1∶1。⑤按压频率。每分钟 100 次。⑥心脑按压与人工呼吸比。胸外按压∶人工呼吸＝30∶2。⑦按压效果判断。操作 5 个循环后再次判断颈动脉搏动及人工呼吸。如已恢复,进行进一步生命支持;如未恢复,继续上述操作 5 个循环后再次判断,直至高级生命支持人员及仪器设备的到达。

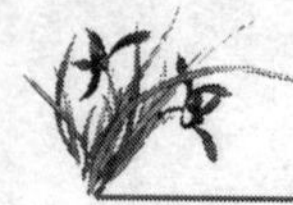



**150. 心肺复苏的有效指征有哪些？**

①能扪到大动脉搏动，收缩压>8 千帕(60 毫米汞柱)。②面色、口唇、甲床和皮肤颜色转红。③呼吸改善或出现自主呼吸。④散大的瞳孔回缩。⑤眼球活动，睫毛反射与对光反射出现，甚至手脚抽动，肌张力增高。

**151. 如何调节氧气流量？**

成年人轻度缺氧或小儿 1～2 升/分钟；中度缺氧者 2～4 升/分钟；严重缺氧者 4～6 升/分钟。

**152. 氧浓度的计算方法是什么？**

吸氧浓度(%)＝21＋4×氧流量(升/分钟)

**153. 颅内压增高的临床表现有哪些？**

颅内压增高的临床表现为呼吸深快，脉搏增快有力，血压升高，双侧瞳孔散大。

**154. 意识障碍的分类有哪些？**

意识障碍可分为嗜睡、意识模糊、昏睡、浅昏迷、深昏迷。

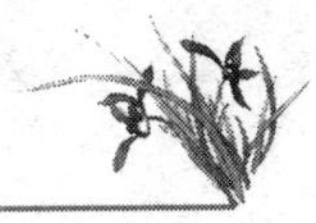



**155. 检查表浅感觉的方法是什么？**

检查表浅感觉的方法是用棉签轻轻点试皮肤。

**156. 瞳孔直径的正常范围是多少？**

瞳孔直径的正常范围是2.5～4毫米。

**157. 瞳孔缩小的直径是多少？**

瞳孔缩小的直径至少应小于2毫米。

**158. 瞳孔散大的直径是多少？**

瞳孔散大的直径至少应大于5毫米。

**159. 水合氯醛中毒的瞳孔是什么状态？**

水合氯醛中毒时的瞳孔呈双侧缩小。

**160. 洋地黄中毒的临床症状有哪些？**

洋地黄中毒症状主要表现：胃肠道反应，如厌食、恶心、呕吐、腹泻；心脏反应，如心力衰竭加重及室性期前收缩呈二或三联律、房室传导阻滞等；神经系统障碍和视觉障碍，如头痛、眩晕、失眠、幻觉、黄视、绿视等。

**161. 肾上腺素的禁忌证有哪些?**

肾上腺素可使心肌收缩力增强,心率加快,心肌耗氧量增加;使血管扩张,降低周围血管阻力而减低舒张压;松弛支气管平滑肌,扩张支气管,解除支气管痉挛;使皮肤、黏膜血管及内脏小血管收缩。临床主要用于心脏骤停(溺水)、支气管哮喘、过敏性休克,也可治疗荨麻疹、花粉症及鼻黏膜或牙龈出血。肾上腺素提高心肌代谢,使心肌耗氧量增加,心肌兴奋性提高,所以高血压、心脏病、冠状动脉病变、糖尿病、甲状腺功能亢进、洋地黄中毒、心源性哮喘、外伤性或出血性休克忌用。如剂量大或静脉注射快,可引起心律失常,出现期前收缩,甚至引起心室纤颤。

**162. 哪些患者需要采取被迫卧位?**

被迫卧位是指患者为了减轻疾病所致的痛苦或因治疗的需要被迫采取的体位,如哮喘急性发作的患者,由于呼吸极度困难而被迫采取的端坐位。

**163. 哪些患者需要采用被动卧位?**

被动卧位是指患者无力变换体位,躺卧于他人安置的卧位,常见于昏迷、极度衰弱的患者。

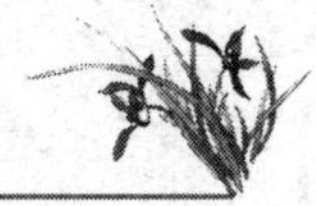



**164. 皮肤黏膜的观察内容有哪些?**

皮肤黏膜的观察内容包括颜色、温度、湿度、弹性及有无出血、水肿、皮疹、皮下结节、囊肿等。

**165. 常用急救器械包括哪些物品?**

常用急救器械包括给氧系统、电动吸引器或中心负压吸引装置、电除颤仪、心脏起搏器、心电监护仪、简易呼吸器、呼吸机、电动洗胃机、人工气胸机。

**166. 痰液阻塞呼吸道会引起哪些症状?**

痰液阻塞呼吸道会引起呼吸困难、窒息、发绀及肺不张。

**167. 经鼻、口腔吸痰操作的注意事项有哪些?**

①按照无菌操作原则插管动作轻柔、敏捷。②吸痰前后应当给予高流量吸氧,吸痰时间不宜超过15秒;如痰液较多,需要再次吸引,应间隔3～5分钟,患者耐受后再进行;一根吸痰管只能使用1次。③如患者痰稠,可以配合翻身拍背、雾化吸入;患者发生缺氧症状,如发绀、心率下降等,应当立即停止吸痰,休息后再吸。

## 168. 电动吸痰器的使用方法及注意事项有哪些?

(1)吸痰器的使用方法:①衣帽整齐,洗手,戴口罩。②备齐用物,携至床旁,核对患者,并做好解释工作,协助患者取舒适卧位,头转向操作者一侧,将消毒瓶挂于床头。③准备电动吸引器,接通电源,检查吸引器连接是否正确,打开吸引器开关,检查吸引器性能,调整负压,成人 5.3～7.1 千帕(40.0～53.3 毫米汞柱);儿童<5.33 千帕(40 毫米汞柱)。④戴手套,连接吸痰管,检查吸痰管是否通畅。⑤嘱患者张口,将导管插入口咽部,连接负压,先吸净口咽部的分泌物,更换吸痰管后,再吸深部的分泌物。吸痰时动作要轻柔、迅速,从深部向外提拉,左右旋转,吸尽痰液,每次吸痰时间≤15 秒,一次未吸尽,隔 3～5 分钟再进行吸引。⑥吸痰毕,吸取消毒液冲洗导管,分离导管并将吸痰管放入弯盘内,将与吸痰管相接的玻璃管放入消毒瓶内备用。⑦擦净口角分泌物,观察口腔黏膜有无损伤,安置患者于舒适卧位,听双肺呼吸音,注意吸出痰液的性质、颜色、黏稠度、量的情况。⑧整理用物,洗手。⑨做好记录。

(2)注意事项:①严格无菌操作,无菌盘内物品每日消毒、更换,避免感染。②选择适当型号的吸痰管,粗细及软硬度均适宜。③吸痰动作应轻、稳,吸痰管不宜插入过深,以防引起剧烈咳嗽。④吸引口、

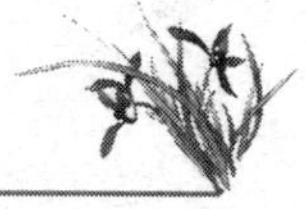

鼻分泌物的吸痰管禁止进入气道。⑤吸引过程中，注意观察病情和吸出物的性状、量等。⑥如痰液黏稠可配合背部叩击、雾化吸入等。⑦每次吸痰均应更换吸痰管。

**169. 呼吸机的连接与使用步骤有哪些？**

呼吸机连接与使用步骤：①携用物至床旁，查对、解释，根据病情采取合适卧位。②放滤纸，加蒸馏水至水位线。③安装呼吸回路（按气流方向）及模拟肺。④连接氧气，接电源，开机前检查呼气末正压（PEEP）是否为“0”。开机先开压缩机开关，压力达至绿区再开主机。⑤打开湿化器开关，调节湿化器温度 32℃～38℃或至绿区。⑥根据病情选择呼吸模式，调节各呼吸参数并设置报警上下限范围：容量控制。潮气量、呼吸频率、氧浓度、峰流量、触发灵敏度；压力控制。吸气时间、吸气压力、氧浓度、呼吸次数。⑦检查呼吸机运转情况及管道是否漏气。⑧再次检查无误后，去掉模拟肺，与患者的气管插管连接。⑨听诊双肺呼吸音，观察患者呼吸及缺氧改善情况。⑩记录使用时间、呼吸模式及各种参数等。

**170. 抢救溺水患者的首要步骤是什么？**

抢救溺水患者的首要步骤是清理呼吸道，如清除呼吸道的分泌物、水、呕吐物等，使患者气道通畅。

**171. 机械呼吸器的主要作用是什么?**

机械呼吸器的主要作用是维持有效通气量,改善患者缺氧状态。

**172. 气管插管患者用人工呼吸器时,套囊内注入的空气量是多少?**

气管插管患者用人工呼吸器时,套囊内应注入的空气量是 3～5 毫升,注入空气过少可造成通气漏气,过多可造成气道受压。

**173. 气管插管患者用人工呼吸器时,释放套囊内气体的间隔时间是多少?**

气管插管患者用人工呼吸器时,套囊内的气体应间隔 4 小时释放 1 次,以免长时间压迫气管壁,造成气道壁黏膜损伤或气管壁塌陷。

**174. 谵妄患者的护理措施有哪些?**

护理谵妄患者应采取的措施是用床栏防止摔伤,四肢约束防止抓伤,枕横立床头防止撞伤,肩部、膝部约束防止坐起,室内光线适宜。

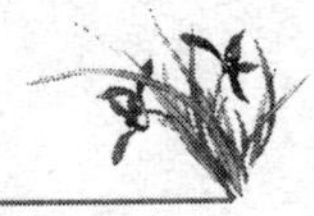



## 175. 气管切开吸痰前后，防止低氧血症采取的措施是什么？

吸痰前，将呼吸机的氧浓度调至100%，给予患者纯氧2分钟，以防止吸痰造成的低氧血症；吸痰结束后立即接呼吸机通气，给予患者100%的纯氧2分钟，待血氧饱和度升至正常水平后再将氧浓度调至原来水平。

## 176. 使用心电监护仪时的注意事项有哪些？

①根据患者病情，协助患者取平卧或者半卧位。②密切观察心电图波形，及时处理干扰和电极脱落。③每日定时回顾患者24小时心电监测情况，必要时记录。④正确设定报警界限，不能关闭报警声音。⑤定期观察患者粘贴电极片处的皮肤，及时更换电极片和电极片的位置。⑥对躁动患者，及时固定好电极和导线，避免电极脱位，以及导线打折缠绕。⑦停机时，先向患者说明，取得合作后关机，断开电源。

## 177. 哪些情况会影响血氧饱和度监测结果？

下列情况可以影响监测结果，患者休克、末梢循环差、使用血管活性药物、应用静脉染料及贫血等，周围环境光照太强、电磁干扰及涂抹指甲油等也可

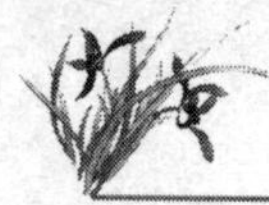



以影响监测结果。

**178. 使用输液泵、微量注射泵时应指导患者及其家属哪些内容？**

①不要触动设定的参数，防止设定错误延误治疗。②向其讲清报警内容，如听到报警时，及时报告护士，以便及时排除报警、故障，防止液体输入失控。③注意观察穿刺部位皮肤情况，防止发生液体外渗，出现外渗及时报告护士，给予相应处理。

**179. 使用除颤仪的注意事项有哪些？**

①除颤前确定患者除颤部位无潮湿、无敷料。如患者戴有置入性起搏器，应注意避开起搏器部位至少 10 厘米。②除颤前确定周围人员无直接或者间接与患者接触。③操作者身体不能与患者接触，不能与金属类物品接触。④电极板放置位置要准确（心尖部：左侧腋前线第 5～6 肋间；心底部：胸骨右缘第 2 肋间），并应与患者皮肤密切接触，保证导电良好。导电糊涂抹要均匀，防止皮肤灼伤。⑤动作迅速、准确。⑥保持除颤仪完好备用。

**180. 濒死患者的临床表现有哪些？**

濒死期的患者机体各系统的功能严重紊乱；中枢神经系统脑干以上功能处于抑制状态或消失，表

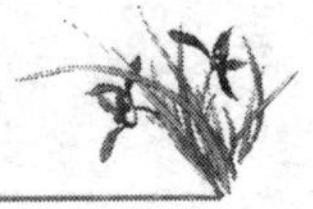

现为意识丧失或模糊；各种反射减弱或丧失；肌张力减退或消失；循环系统功能减退，心跳减弱，脉搏不规则、快而弱，血压下降，患者表现为四肢发绀，皮肤湿冷；呼吸系统功能进行性减退，表现为呼吸微弱，出现潮式呼吸或间断呼吸；代谢障碍，肠蠕动逐渐停止，感觉消失，视力下降。

**181. 临终患者的心理反应有哪几个阶段？**

临终垂危患者的心理反应分为五个阶段，分别是否认期、愤怒期、协议期、忧郁期及接受期，其中最早出现的心理反应是否认期。

**182. 临终患者的心理护理措施有哪些？**

临终患者的心理护理从以下五个阶段进行：否认期，与患者之间坦诚沟通，不轻易揭露患者的防卫机制，对该期患者的行为不应及时指出纠正；愤怒期，尽量让患者表达其愤怒，以宣泄内心的不快，接受患者的攻击性行为，注意保护其自尊心；协议期，尽可能满足患者提出的各种要求，实现患者的愿望，让患者配合用药以减轻痛苦；忧郁期，允许患者家属陪伴，多给予同情和照顾；接受期，应保持安静、舒适的环境，保持与患者的沟通，注意语言和非语言交流并用，给予适当的支持。

**183. 临床死亡的诊断依据是什么?**

临床死亡的诊断依据包括呼吸、心搏停止,瞳孔散大而固定,所有反射均消失,心电图呈直线。

**184. 尸体护理的目的有哪些?**

尸体护理的目的是维持良好的尸体外观,保持尸体清洁,使尸体无流液,易于辨认,达到安慰家属,减轻其哀痛。

**185. 尸体护理的操作方法有哪些?**

填写尸体识别卡,备齐用物携至床旁;劝慰家属,家属不在应立即通知;撤去治疗用物,将床放平,为了防止面部变色,使尸体仰卧,头下垫一枕(而不是肩下),用大单遮盖尸体;有伤口者更换敷料,如有引流管应拔出,缝合伤口;洗脸,协助闭上眼睑;依次洗净身体各部,用棉花填塞各个孔道,以免液体外溢,棉花勿外露,穿上衣裤;系一尸体卡在死者手腕部,撤去大单;将尸单斜放在平车上,移尸体于平车尸单上。在胸、腰及踝部用绷带固定,第二张尸体卡别在尸单上;盖上大单,将尸体送太平间,置于停尸屉内,系第三张尸体卡于停尸屉外;填写死亡通知书,按出院手续办理;清点遗物交给家属。

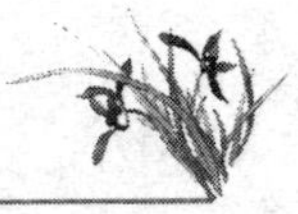

## 186. 洗胃机的使用方法及注意事项有哪些?

(1)漏斗胃管洗胃法:①患者取坐位或半坐位,胸前铺橡皮垫巾,污水桶放在患者床旁;插胃管操作同鼻饲法。②证实胃管在胃内后,将漏斗放置低于胃部的位置,挤压橡皮球,抽尽胃内容物,必要时留取标本送检。③举漏斗过头部30～50厘米,将洗胃液倒入300～500毫升;当漏斗内尚存余少量溶液时,迅速将漏斗降至低于胃部的位置,并倒置于污水桶内,利用虹吸作用引出胃内溶液。若引流不畅时可挤压橡皮球而形成负压使液体流出。待溶液流完后再次高举漏斗重新灌注洗胃液。④洗胃完毕,反折胃管迅速拔出,协助患者漱口,并协助舒适卧位。⑤整理用物并记录灌洗量及洗胃过程中患者的情况。

(2)自动洗胃机洗胃:①接好电源,检查好机器正负压力。②按洗胃法插入胃管与机器连接。③将配好的洗胃液倒入桶内与机器药管连接,放一空桶在污水管口。④按"自动"键后,机器对胃自动冲洗;待冲洗干净后,按"停机"键,机器停止工作,拔出胃管。⑤洗毕,按"清洗"键,机器自动清洗各部管腔,待机器内的水完全排净后,关机,收拾清理用物。

(3)注意事项:①急性中毒患者,尤其是进食后服毒者,宜先催吐后洗胃,洗胃时最好选用粗胃管,

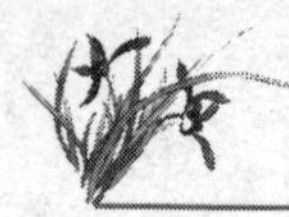



以防食物残渣堵塞胃管,使洗胃顺利,减少毒物吸收。②当中毒物质不明时,要先取胃内容物标本进行实验室检查,洗胃液选用温开水或等渗盐水。待毒物查明后,再采用对抗剂洗胃。③严格掌握适应证与禁忌证。若为强腐蚀性毒物,如强酸、强碱中毒,或有消化道出血、穿孔、胃癌及肝硬化食管静脉曲张患者应谨慎洗胃或禁止洗胃,避免发生食管或胃穿孔、大出血等并发症。④患者洗胃过程中如出现腹痛、虚脱现象或吸出液呈血性时,应立即停止洗胃,通知医生进行紧急处理。⑤掌握液体灌入量和洗出量的平衡,以防进多出少引起急性胃扩张、胃撕裂及水中毒。出现流出液少的情况时应暂停灌洗,查明并去除原因,否则应停止洗胃。⑥用电动洗胃机洗胃时,压力不宜过大,以免损伤胃黏膜,一般负压维持在 5.3 千帕(40 毫米汞柱)即可。

**187. 血气针的使用方法有哪些?**

①用注射器吸取 0.5 毫升肝素液,湿润内壁后,针头朝上尽量排出余液(一次性的血气针内壁含有肝素液)。②触摸动脉搏动最明显处,常规消毒后垂直进针(不宜在同一位置反复穿刺,否则容易形成动脉瘤);如在动脉中,无需抽吸,血液可自行进入针内,待血量够 0.5～1 毫升时拔针,将针头刺入橡皮塞内,以隔绝空气,并轻轻揉搓血气针管,使肝素与

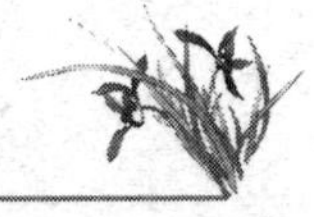

血液充分混合，血气申请单上要注明患者体温、血红蛋白值、吸氧浓度后，立即送检。③穿刺部位按压10～20分钟，如遇有出血倾向的患者按压时间适当延长。

**188. 止痛泵的使用方法及注意事项有哪些?**

①手术室护士送患者回病房时，当班护士应与麻醉科医生交接，核对止痛泵连接是否通畅，三通连接是否开通，接头有无脱落，并做好登记。②定时巡视和检查止痛泵的状况，当患者疼痛加剧时，指导患者按压患者自控镇痛按钮(PCA)，以临时追加药物。③即使不按压患者自控镇痛按钮，止痛泵也在持续泵入药物，其预设药物为100毫升，预设背景流速为2毫升/小时，预设时间为50小时，使用中不建议随意停用止痛泵，以免使已经稳定的血药浓度下降，造成止痛泵失效。④使用止痛泵50小时后，泵中药囊基本走空，此时患者已基本度过术后疼痛极期，请及时取下止痛泵，妥善处理静脉通路。注意事项：长期疼痛患者需要继续行镇痛时，请联系麻醉科。使用中发现罕见的不良反应，如呼吸抑制、昏迷不醒或其他疑问时，请及时联系麻醉科处理；如果患者恶心、呕吐，应及时关闭止痛泵。

**189. 胸腔闭式引流患者护理的注意事项有哪些？**

①术后患者若血压平稳，应取半卧位以利引流。②水封瓶应位于胸部以下，不可倒转，维持引流系统密闭，接头牢固固定。③保持引流管长度适宜，翻身活动时防止受压、打折、扭曲、脱出。④保持引流管通畅，注意观察引流的量、颜色、性质，并做好记录。如流液量增多，应及时通知医师。⑤更换引流瓶时，应用止血钳夹闭引流管，防止空气进入。注意保证流管与引流瓶连接的牢固紧密，切勿漏气。操作时严格无菌操作。⑥搬动患者时应注意保持引流瓶低于胸膜腔。⑦拔出引流管后 24 小时内要密切观察患者有无胸闷、憋气、呼吸困难、气胸、皮下气肿等。观察局部有无渗血、渗液，如有变化，要及时报告医师处理。

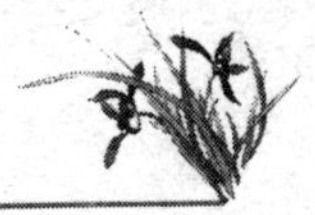

# 三、护理文书

**1. 护理文书书写"八要点"是什么?**

(1)规范使用医学术语。

(2)准确描述患者主诉、病情变化及发生时间。

(3)严格记录医嘱时间、内容、执行时间、效果。

(4)预估可能发生的危险、纠纷及事件,及时、妥当记录。

(5)尊重患者"知情同意权",处理过程中解释到位,并记录。

(6)认真落实签名责任制。

(7)各类记录的时间和内容应和医疗病历保持一致。

(8)护理文书页面清洁,文字工整,字迹清晰,语句通顺,标点正确。

**2. 2010 年版《病历书写基本规范》中护理文书方面修订的内容有哪些?**

2010 年版《规范》取消了一般患者护理记录作为病历构成要件的要求,护理人员只需完成体温单、

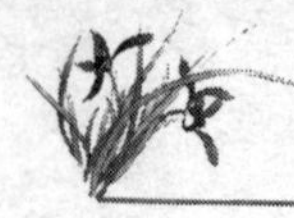



医嘱单、病重(危)患者护理记录、手术清点记录四个文书即可,有利于护士把精力和时间更多用于患者实际护理工作,提高护理工作质量和患者舒适度,符合目前患者对护理工作的实际要求。

**3. 体温单的书写内容有哪些?**

体温单为表格式。其内容包括患者姓名、科室、床号、入院日期、住院 ID 号(或病案号)、日期、手术后天数、体温、脉搏、呼吸、血压、大便次数、出入液量、体重、住院天数等。

**4. 医嘱单的书写内容及要求有哪些?**

医嘱是指医师在医疗活动中下达的医学指令,医嘱单分为长期医嘱单和临时医嘱单。长期医嘱单内容包括患者姓名、科别、住院 ID 号(或病案号)、页码、起始日期和时间、长期医嘱内容、停止日期和时间、医师签名、执行时间、执行护士签名。临时医嘱单内容包括患者姓名、科别、ID 号(或病案号)、页码、临时医嘱时间、临时医嘱内容、医师签名、执行时间、执行护士签名等。医嘱不得涂改,需要取消时应当使用红色墨水标注"取消"字样并签名。一般情况下,医师不得下达口头医嘱。因抢救急危患者需要下达口头医嘱时,护士应当复诵一遍。抢救结束后,医师应当即刻据实补记医嘱。

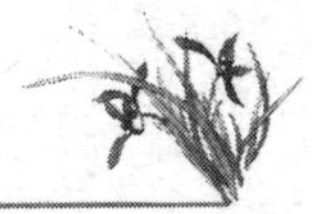



**5. 病重患者护理记录的书写内容及要求有哪些?**

病重患者护理记录是指护士根据医嘱和病情对病重患者住院期间护理过程的客观记录。病重患者护理记录应当根据相应专科的护理特点书写。其内容包括患者姓名、科别、住院 ID 号(或病案号)、床位号、页码、记录日期和时间,以及出入液量、体温、脉搏、呼吸、血压等病情观察,护理措施和效果,护士签名等。记录时间应当具体到分钟。

**6. 手术清点记录的书写内容及要求有哪些?**

手术清点记录是指巡回护士对手术患者术中所用血液、器械、敷料等的记录,应当在手术结束后即时完成。手术清点记录应当另页书写,内容包括患者姓名、住院 ID 号(或病案号)、手术日期、手术名称、术中所用各种器械和敷料数量的清点核对、巡回护士和手术器械护士签名等。

**7. 病历夹内出入院记录、体温、医嘱、化验单等摆放顺序是什么?**

住院期间病案排列次序:①体温单。②医嘱记录单。③入院病历与入院记录。④诊断分析与诊疗计划。⑤病程记录(如有手术应填术前小结、麻醉前

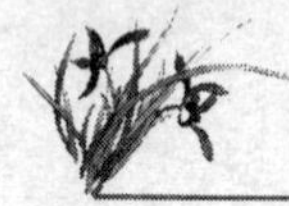



访单、手术审批资料、麻醉记录、手术记录、术后记录，如再有手术，应按先后次序接在下面）。⑥中医诊治记录。⑦会诊记录。⑧辅助诊断检查报告单（包括电生理记录单、影像报告单、镜检报告单等，归类按时间先后顺排）。⑨特殊治疗记录单。⑩病理报告单。⑪检验报告单。⑫特别护理记录。⑬病案首页。⑭住院证。⑮门诊病案。⑯上次住院病案或其他行政证明、外院病情介绍等。

**8. 交班报告应如何填写？具体内容有哪些？**

各班于交班前填写病史交班报告并签名，白班用蓝笔书写，晚班、夜班用红笔书写。

(1)填写交班报告：完整填写眉栏各空白项目，无者写“0”。

(2)按床号顺序报告下列情况：①减员。出院、转院及转科（应交待转科原因及去向）；死亡（应扼要交代病情变化及抢救经过，呼吸、心跳停止时间）。②增员。入院（注明由何科转来）。③今日重点。手术、分娩、重危、有异常情况或病情突变的患者；转床（由何床转入）。④预备工作交代。预手术；预检查；留取检验标本，如抽血、酚磺酞试验等。

出院、转出、入院、转入、手术、分娩、病危、死亡、预手术、预检查、转床者，以上各项应在姓名项下以红笔注明。

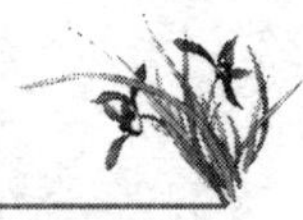



(3)报告内容:体温、脉搏、呼吸及血压,并注明测量时间。然后根据不同的患者有所侧重的书写具体内容:①新入院及转入患者。主要报告入院时间、主诉、病情、曾行何种治疗,目前的病情,入院后给予何种处置,即刻给予的治疗护理及效果,并交代下一班须观察及注意的事项。②手术患者。应报告在何种麻醉下行何种手术、术中情况、清醒及回病室的时间,返回病室后的生命体征,伤口敷料有无渗血、渗液,各种引流管是否通畅,引流液的性质、颜色、量,能否自行排尿,以及镇痛药物的应用等情况。③危重患者。要交代神志、意识、重要病情变化、所用的治疗方法、护理措施、效果、反应、护理评估等。④产妇。应报告胎次、产程、分娩时间、分娩方式、分娩伤口及恶露情况。⑤预手术、预检查、待执行的特殊治疗。应注明注意事项、术前用药及术前准备情况。⑥各类患者。应报告思想情绪、心理状态及夜间睡眠情况。

**9. 长期医嘱和临时医嘱应该怎样执行?具体做法有哪些?**

①长期医嘱(有效期超过 24 小时的医嘱)。是指执行 2 次以上的定期医嘱,有效时间在 24 小时以上,当医生注明停止时间后失效。长期医嘱单内容包括患者姓名、科别、住院病历号(或病案号)、页码、

起始日期和时间、长期医嘱内容、停止日期和时间、医师签名、执行时间、执行护士签名；长期医嘱由护士转录于饮食单、治疗单、服药单后，应以红笔在前栏线中间划对等勾。②临时医嘱（有效期不超过24小时的医嘱）。临时医嘱单内容包括医嘱时间、临时医嘱内容、医师签名、执行时间、执行护士签名等，开出后必须在15分钟内执行；执行后，即用铅笔在前栏线左侧划对等勾，并写上执行时间，签全名。

**10. 护理记录单书写有什么要求？**

护理记录单书写要求：①格式符合要求。②项目填写齐全。③记录及时准确、重点突出、内容完整。④页面清洁、整齐、无刮痕、无墨点。⑤字迹清晰。⑥无错别字、造字。⑦无涂改。⑧医学术语正确使用。⑨按医嘱及常规正确记录生命体征。

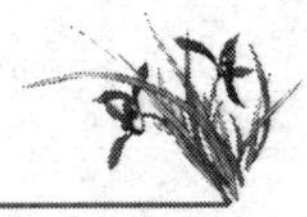

# 四、职业礼仪

**1. 什么是护士职业礼仪？**

护士职业礼仪是护士在职业活动中所应遵循的行为准则，是尊重患者、理解患者，全面为患者提供优质服务的规范要求。

**2. 对护士的着装有何要求？**

护士上班时着工作装，整洁美观，扣齐纽扣。夏季着裙装时，内衣、裙子不外露，配肉色或浅色长袜。秋、冬季着裤装，长短适宜。戴燕尾帽时，应高低适中，要求短发前不遮眉，后不过肩，侧不掩耳，长发梳理整齐盘于脑后，佩戴统一发饰；戴筒帽时，应将头发全部罩住，严禁头发外露，前达眉睫，后遮发际。工作鞋要求软底、坡跟或平跟，穿着舒适无声，颜色以白色或奶白色为主，配浅色袜，不得赤脚穿鞋。

**3. 对护士的仪表有何要求？**

以清新、自然的淡妆为宜，切忌浓妆艳抹；不宜留长指甲，涂指甲油；不宜佩戴戒指、手镯、手链、项链、耳环等外露饰品；不宜使用味道浓重的香水。

**4. 对护士的行为举止有何要求?**

精神饱满，举止文雅，站立有相，落座有姿，行走有态。交谈时应注视对方，表情自然得体，切忌手舞足蹈，指手划脚。

**5. 什么是护士的基本姿态?**

姿态是指姿势、体态，主要包括站姿、坐姿、走姿、操作姿态等，总的原则应为文雅、健康、有朝气。

**6. 护士的正确站姿是什么样的?**

头正、颈直、两肩平齐、外展放松、立腰提臀、两腿并拢、双臂自然下垂、两手相搭在下腹部，双脚呈"V"字形或"丁"字步。

**7. 护士的正确坐姿是什么样的?**

落座时单手或双手向后把衣裙下端捋平，一脚后退半步，轻轻落座在椅面的 2/3～3/4 处，上身挺直，两膝并拢、小腿略后收，双手轻握置于腿上。

**8. 护士的正确走姿是什么样的?**

在站立的基础上，行走时以胸带步，自然摆臂、步履轻捷、弹足有力，柔步无声，左右脚沿一直线两

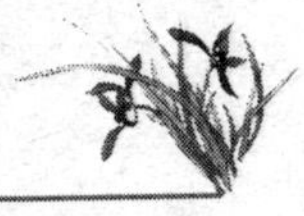



旁，小步前进。在抢救患者时需要快步行走，应保持上身平稳，步履紧张有序，切忌奔跑，给人以紧张慌乱之感。

**9. 护士如何正确持治疗盘、病历卡？**

双手握托治疗盘、肘关节呈 90°贴近躯干；左手持卡，轻放在同侧胸前，稍外展，另一手自然下垂或轻托病历卡的下端。

**10. 护士如何正确推治疗车、拾物？**

双手扶持治疗车的两侧，身体略向前倾，稳步向前推进；在地上拾物时，应走近物体，一脚后退一步，下蹲拾起，不要弯腰蹶臀。

**11. 护士与其他人员的交际礼仪是什么？**

护士在医院内与同事、患者相遇时，应点头示意，主动打招呼问好，注意使用礼貌语言，多说“谢谢”、“请”、“劳驾”、“麻烦您”等尊重对方的语言。在遇有参观、检查人员到院时，应起立、以微笑表示欢迎，并主动热情招呼对方。护士在工作时间内不能聚在一起聊天谈私事，也不能在护士办公室或病房内吃东西，不接受患者的馈赠。与患者交谈时不应坐靠病床，在办公室与医生或患者说话保持平等水平并注意保持适当的距离（一般为 1～1.2 米）。

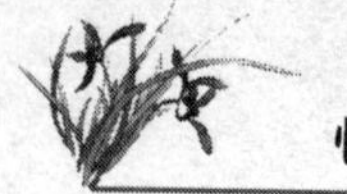



## 12. 什么是护士的电话礼节？

电话是当今最重要的通讯工具，在医院里用电话进行信息交流是最普遍的。因此，电话交际的礼节也是护士职业礼仪重要内容之一。①打电话，应做到有称呼，如“您好，请您找一下××听电话”。②接电话，电话铃声响三声内应接电话；向对方问好后先自报受话部门，如“您好！这里是五病区，请讲。”③电话是惟一的靠语音来传递信息，因此要特别注意语调和缓、亲切悦耳。④掌握电话交谈的时间，尽量长话短说。⑤通话结束，向对方道别后，轻轻放下电话。

## 13. 护士如何使用文明礼貌用语？

护患交往中应使用礼貌性的语言，如“您好”、“对不起”、“别客气”、“请稍候”、“谢谢您的协助”等。对患者的称呼要有区别、有分寸，应根据患者的年龄、职业、身份而选择不同的称呼，切不可以床号代称呼。护士接待患者时，要有礼貌地介绍自己，如“您好，我是您的责任护士，我叫×××，有事请找我”。为患者进行治疗护理时，要采用商量的口吻，避免用命令式的语言。如操作进行不顺利或有失误时，应向患者表示歉意。当患者由于各种原因不配合甚至吵闹时，应耐心说服解释并加以安慰，避免训

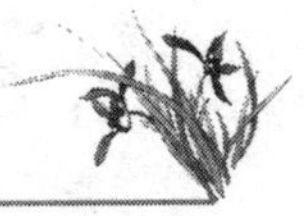



斥。患者出院时应用适当的送别语言与之告别，如“请多保重”、“注意休息”等。

## 14. 护士如何恰当的使用表情语言？

面部表情是仅次于语言的一种交际手段，它能直观、形象、真实、可信地反映人们的思想、情感。护士的职业代表着“白衣天使”，是健康的“使者”，表情的流露应和蔼可亲、乐观向上，具有较强的感染力。一张热情、友好、和蔼可亲的面孔会缩短与患者之间的距离。但护理人员应理解表情、把握表情，并能在不同的场合控制自己的情感，不同的表情表达不同的情感。

## 15. 护士如何使用准确规范的语言？

与患者交谈时要表现出对患者善意的关怀与同情，谈到有关疾病的内容时，切不可主观臆断、信口开河，遵循临床医学语言的准确性、解释性、安慰性、暗示性和教育性等科学原则。发音清晰准确、声调优美柔和，使患者感到亲切和蔼、值得信赖；语意准确、言简意赅，也就是护理人员的语言应语义清楚、精练、明确，尽量用通俗易懂又文雅大方的语言，避免使用患者听不懂的医学术语或其他粗俗不雅的用语，以免引起患者的不安和误解；语法正确、合乎逻辑。

## 16. 护士的交谈方式有哪些？

灵活多变的语言交流方式有利于护患之间的良好沟通。首先护士对患者要有同情心，启发、引导患者说话，主动说出自己的心理活动，即开放式的语言交流方式。对沉默寡言的患者，要采取循循善诱的办法，找出患者感兴趣的话题作为交谈内容，鼓励患者开口说话，提出一些开放式问题，如："您有何不舒服，您昨天夜里睡得还好吗？"尽量少问只用是或不是就能回答的问题。但如果时间有限，而又需要了解患者某些情况时，可使用闭合式的语言交流方式，如要书写交班报告时。

## 17. 护士如何运用倾听的技巧？

任何谈话，要达到与对方的真正沟通，必须善于倾听，倾听可以让患者感觉到受重视、受尊重。学会倾听首先要学会全神贯注，患者在跟你谈话时，如果你东张西望、心神不宁，会让患者感到他的谈话影响了你的工作而欲言又止。其次要有耐心，倾听患者谈话时，要表现出冷静和理智，不要患者刚一开头，就忙着下结论，跟患者谈话时，如果只是静静听，毫无反应，会让患者有冷淡的感觉，必须还要适时适当地插话、提问，参与患者的交谈，会让患者感觉到你对他说话感兴趣和关心，让患者信任和尊重，有助于

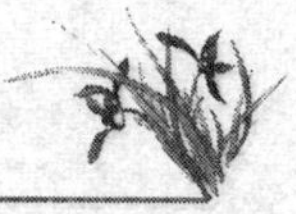



展开话题，融洽交谈。

### 18. 什么是护患专业性人际关系？

护士与患者之间所形成的人际关系可定义为：护士与患者为了治疗性的共同目标而发生的互动现象；在此过程中，护士应表现出对患者的理解、信任、接纳、真诚、同情等。

### 19. 建立治疗性护患关系的目的是什么？

治疗性护患关系的建立，可使护士协助患者确认自身需要，护士对患者的接纳、尊重和言行一致使患者产生信任感，护士积极地设法为患者提供安全、支持性的环境，以确保各项治疗的顺利实现，促进健康。

### 20. 护患之间确立良好关系的原则是什么？

护患之间要确立良好的关系，应把握以下原则。①全面了解患者，包括身心及社会等方面的需求。②与患者保持一定程度的情感关系，但要保持客观的态度。③规定合理的限制。④对患者表达同情心及理解。⑤开放、诚实及满意的沟通。⑥鼓励患者叙说情绪感受。⑦立足实际，解决问题。⑧尊重患者的选择及隐私。

**21. 怎样正确对待患者的意见?**

首先,要平和自己的心态,冷静地思考并予以妥善的处理。如果患者在气头上,出言不逊,有过激的言行,这时护士一定要设法使患者平静下来,然后再慢慢说服。如果患者提出一些无理的要求时,护士应严肃地对待,不能用奚落、讽刺、挖苦、嘲笑的语言或态度回绝对方,而是要用平和的语气语调向对方申明道理,语言要有分量和威慑力,但不能用伤人的、不礼貌的语言或态度。对待患者所提的意见要本着"有则改之,无则加勉"的态度接受,不因个人不冷静的言行有损护士的形象和医院的声誉。

**22. 什么是处理分诊过程中矛盾纠纷的礼仪?**

①要做到头脑冷静,说话和气,态度端正,以礼待人,明确自己的最终目的是要化解矛盾。②对于患者提出的一些不属于护士工作范畴和职责内的问题,如询问化验结果、请求开药等,护士一定要礼貌地进行必要的解释,但应避免直接否定式的回答。

**23. 什么是处理患者住院期间的护患矛盾纠纷的礼仪?**

首先要做到与患者的礼貌交往,以礼相待,表现出护士对患者应有的尊重。如果患者对护理工作表

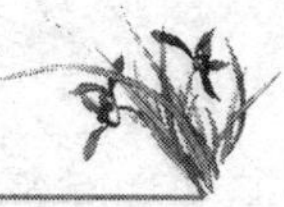

示有疑问或不满的时候，护士应认真分析原因，并积极主动地进行纠正和解决。绝不能敷衍了事或不了了之，更不能生硬地回绝。不能将出现问题的责任推给别人，或对其进行指责及训斥，避免矛盾的激化或升级。

**24. 什么是处理患者投诉过程中的基本礼仪？**

正确对待和认真处理好患者的投诉，这不仅是患者的基本权利，也是不断提高护理质量、树立良好的护士形象的基本保证。

基本礼仪：①对患者的投诉要热情的接待。②对于患者投诉中的合理要求，应尽可能地予以满足。③对患者以信函或电话方式进行的投诉，一定要予以及时处理，并将处理意见及结果及时反馈给对方。

**25. 正确认识医患关系，加强医护配合的内容有哪些？**

医疗和护理是相互依存、相互影响和相互促进的关系。所以，医护交往的基本要素中最显著的一点就是良好的配合。护士应能够综合运用医疗护理知识履行自己的职责，做到及时观察病情变化，发现问题，并具备很好的解决问题的能力。对医生的医嘱，要本着对患者负责的态度，审慎地执行，遇有疑

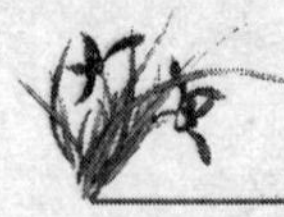



问应及时与医生沟通，避免医疗护理缺陷的发生。

在进行急救的过程中，更需要医护之间的密切协作和补充，要以维护患者的利益为原则，避免互相埋怨、互相指责的现象，特别要注意在患者面前的态度和语言，不使患者产生误解和疑问，产生对医生的不满或不信任。

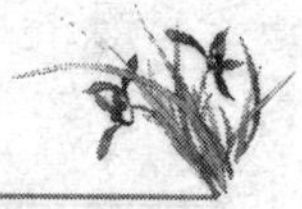

# 五、职业道德

### 1. 怎样理解护理这一职业?

1914 年钟茂芳在第一次中华护士会议中提出将英文 nurse 译为护士，国际护理学会 1973 年修订《国际护士守则》中规定护士的基本任务有“增进健康，预防疾病，恢复健康，减轻痛苦”四个方面的内容。它的中心就是“尊重人的生命，尊重人的尊严，尊重人的权利”，这也是护理道德的实质。面对患者不论其种族、民族、信仰、年龄、性别、肤色、政治观点和社会地位，都要人人平等对待，并为患者保守秘密和隐私。

护理这一职业究竟是什么样子的呢？大多数护士会说累、烦，或者脏，没有社会地位，收入低……患者也普遍的感到护士累！当护士去护理时，他们会说护士像天使一般的美丽；当护士穿刺一针见血时，他们会称赞护士技术精湛，此时患者或许会想护士与医生仅仅是分工不同而已；可是，当患者碰到疑难恐惧惊慌时，护士却说“不知道，找医生问吧”。当患者被疾病折磨呻吟时，个别护士会冷漠的说“小声

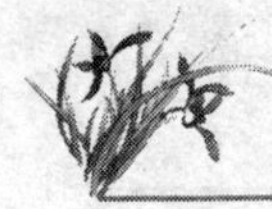



点”。这时患者就会说，护士只不过会打针发药。护理职业究竟如何，谁也不能以好或者坏来衡量。

护理工作是救死扶伤、解除病痛、带来舒适的职业。可是有人不理解，说是“伺候人”。的确，护理职业普通、平凡、琐碎，但是当您躺在床上疼痛时护士给您打针，呻吟时护士跑去询问，恐惧时护士过去安慰，饥饿时护士喂可口的饭菜，生命垂危时插管、吸痰……您感受这些时，会怎么评价这职业呢？难道仅仅“伺候”二个字就能概括它的全部内涵吗？在“非典”时期，我们的护士挺身而出连续战斗在“非典”一线，能说我们的职业仅仅是伺候人吗？其实任何一个职业是要看你怎么去认识，如何去履行。并不是一句话能概括一个职业，也不是一个人能象征一份职业。它需要一个群体经过漫长的努力和奋斗，树立起一种职业形象，需要一个人经过十几年的实践才能感悟到职业的真正内涵。

**2. 当代护士应该具备什么样的职业素质?**

护士肩负着救死扶伤的光荣使命。护士素质不仅与医疗密切相关，而且还是护理学科发展的决定性要素。因此，要不断的提高自身素质，才是合格护士的重要任务。

(1)具备政治思想素质

①政治态度。护士要有明确的政治态度，立场

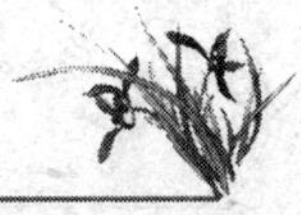

坚定，坚持中国共产党的绝对领导，坚持中国特色的社会主义道路，坚持人民民主专政的国体和人民代表大会制度的政体，坚持以经济建设为中心、坚持四项基本原则，有民族的自尊心和正义感。

②思想品德。护士的工作维系着人们健康生存和家庭的幸福，所以护士要思想端正，有正确的人生观、价值观，正确认识护理工作的价值和意义，不惟利是图，为追求护理学科的进步而勤奋学习，刻苦钻研业务，对保障人类健康有高度的社会责任感和爱护生命的纯朴情怀，以追求人类健康为己任，全心全意为人民服务，无愧于白衣天使的荣誉称号。

(2)具备文化、业务素质

①要具备大专以上学历，具有良好的医学理论基础，扎实的专业护理学知识。要学会运用医学知识解决临床护理学问题。

②护理工作的对象是人，护士必须尊重人、理解人，进而才能真诚的关心人、体谅人。因此护士要懂得美、学会爱，要培养观察力、欣赏力、鉴别能力、思维与表达能力，具有一般的社会道德规范，有与人思想交流的技能。

(3)具备良好的心理素质

①健康的心理，是健康行为的内在动力。护士最大的快乐在于为患者解除痛苦，只有具备良好的心理素质，才会有热爱生命、尊重患者的美德，才会有

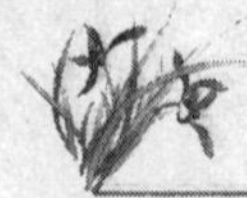



强烈的求知欲去学习、去钻研业务技术，去不懈的探求护理规律、不断提高自己的工作能力和业务水平。

②正确的从业动机。护理工作高尚而平凡，必须不断调适自己的心理状态，端正从业动机，不为名利所诱惑，不受世俗偏见所干扰，以服从事业的需要和社会的需要，使热爱护理工作的事业心更具有稳定性、专一性和持久性。

③坚强的意志。护理服务对象的特殊性和职业生活的特殊性，都决定了护士要具有百折不挠的意志力、高度的自觉性、坚韧的耐受力，坚持正确的行为准则，严谨认真的工作态度，以高尚的人格忠实地维护患者的利益。

④美好的情感。护士情感核心是“爱”，对生命的爱心和对事业的热爱而奉献美好、细腻的情感，是对患者进行心理治疗的“良药”，同时也是实施护理使命的心理基础。

⑤优化自己的性格，性格反映一个人的心理风格和行为习惯。待人热情、宽容豁达；工作一丝不苟、认真负责。灵敏的思维、稳定的情绪、活泼开朗的性格、稳重冷静的处事态度是护士的性格特色。优化自己的性格，不但给患者以温馨和信任，而且还能产生良好的护理效应。

(4)具备娴熟的技能素质

①应急能力。在患者病情巨变的情况下，护士

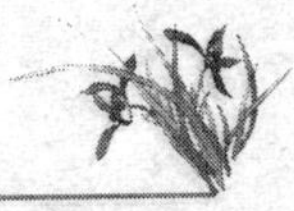



应具备细致入微的观察力，分析、判断能力，熟练的技术技巧，沉着果断地进行抢救。熟练的急救能力，是使患者化险为夷的重要保证。

②获取交流信息的能力。护士时时在与信息打交道，如工作信息、知识信息等。必须学会观察、阅读、检索、记录等搜集、提取、存储信息的方法，并且能以口头表述、文字表达等方式交流信息。才能不断的提高知识水平和工作能力。

③协调、管理能力。护理工作涉及面广，复杂多样，继承性、服务性强。因此，学会周密计划，疏通协调的工作方法，是保证质量，提高工作效率的保障。

**3. 护理职业道德包括哪些方面？**

护理职业道德是护理社会价值和护士理想价值的具体体现；是在一般社会道德基础上，根据护理专业性质、任务，以及护理岗位对人类健康所承担的社会义务和责任，对护理工作者提出的护理职业道德标准和护士行为规范；是护士用于指导自己言行，调整护士与患者，护士与集体，护士与社会之间关系；判断自己和他人在医疗、护理、预防保健、护理管理、护理科研等实践过程中行为是非、善恶、荣辱和褒贬的标准。

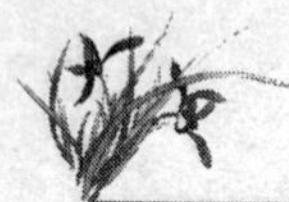



**4. 护士职业道德的基本内容有哪些?**

(1)对护理职业价值的正确认识,这是理解和掌握道德规范的前提。

(2)职业道德的意志在履行道德义务过程中,自觉克服困难,有排除障碍的毅力和能力。

(3)职业道德情感以诚挚、纯洁的情怀呵护生命,处理职业关系,评价职业行为的善恶、是非。

(4)职业道德信念是发自内心的履行"救死扶伤、实行人道主义"的真诚信念和道德责任感,良好的职业行为和习惯。

**5. 护士职业道德行为规范的标准是什么?**

(1)继承光荣传统,积极献身于医疗卫生事业。

(2)热爱本职工作,忠于职守,具有为人类健康服务的敬业精神。

(3)对患者有高度的责任心、同情心和爱心,满足其生理、心理、安全、求和、爱美的需要,使之处于最佳的心理状态。

(4)尊重患者的人格与权力。对待患者不分性别、年龄、民族、职业,做到军官与士兵、军队患者与地方患者一视同仁。

(5)审慎守密,不泄露医疗秘密和患者的隐私。

(6)求实进取,具有较强的护理技能,对技术精

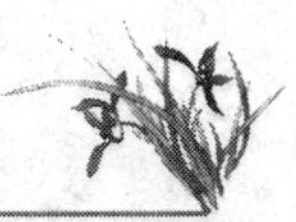

益求精。

(7)对同事以诚相待,相互尊重,团结、友爱、通力合作。

(8)举止端庄,文明礼貌,用语规范,稳重端庄,服装整洁,仪表大方。

(9)有良好的医德医风,廉洁奉公,不接受患者馈赠,不言过其实,不弄虚作假。

(10)以奉献为本,具有健康的心理,开朗、稳定的情绪,宽容豁达的胸怀。

**6. 护士在护理工作中怎样行使护理权利?**

护士在行使护理权利时,要为自己的行为负责。护理工作直接关系到生命,所以应不断的学习专业知识和业务技术。在特定的允许范围内,达到最佳的护理质量。护士在接受任务和把任务委托给他人时,要对自己或他人的能力有正确的估量。要时刻保持护士应有的品格,体现出护士的职业道德。

**7. 护士面对患者应该具备怎样的情感?**

护士的情感具有职业的特征,要带着爱护、关心、体贴的情感去为患者进行各种治疗及护理。护士的角色模式要求护士一旦上岗,就要学会控制自己个人的情感,做到“忧在心而不形于色,悲在内而不形于声”。护士的情感应比较有内涵,体现护士适度的优美情感，大方自然，既不拘束，也不做作，表情举止不宜过于外露，表露时应恰到好处，如面带微笑，不要强作笑容或者哈哈大笑。

**8. 护士应该承担怎样的社会责任？**

护士的责任包含两个方面，一是面对宝贵的生命时，责任的对象是人、是生命；二是面对细微的护理工作时，护士责任是琐碎的，做好每一件事，以满足每一个患者合理的要求。南丁格尔奖获得者曾有一句名言："患者无医，将陷于无望；患者无护，将陷于无助。"护士工作与患者的生存质量息息相关，护士的高度责任感是护士素质的核心内容。护士的社会责任是救死扶伤、呵护生命，为人类的健康和幸福奉献终身。护士应与其他公民共同行动，履行自己向社会提供服务的义务，以满足公众对卫生的需求和社会对护理的需求。

**9. 为什么说护士之间最重要的是团结协作？**

护士要有团队意识，护士之间最重要的是团结协作，因为护理工作是一个连续的过程，每个班次紧密连接，互相补充。有的护理操作必须由两个或两个以上的护士来完成，这就要求护士之间更要密切配合。护士之间应相互了解工作，真诚相处，互相体谅、理解与支持。只有相互尊重，才能密切配合，只

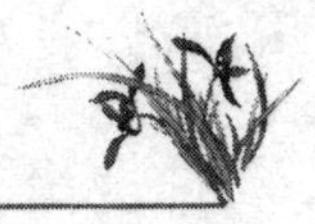

有密切配合，才能有效地提高护理质量。

**10. 什么叫慎独？**

慎独是指在道德行为上具有高度的自觉性、一贯性、坚定性，在任何情况下都忠实于患者的健康利益，不做有损于患者健康的事，始终按照护理道德规范和要求行事。护士慎独修养直接关系到护理质量。

“慎独”是护理工作者的最高职业道德体现。由于护理职业的特殊性，决定护士独自一人完成工作的机会比较多，护士在一个人操作时，所进行的药品处置、消毒隔离、治疗及值夜班等都是在无人监督下独自完成的，能否准确无误的完成任务，在很大程度上要靠道德修养和自律的信念，靠自觉性和责任心，这更集中的体现护士工作中“慎独”修养的必要性和重要性。因此，慎独精神的培养，对于塑造职业道德、形成职业习惯至关重要。

**11. 为什么要提高护士的职业道德？**

护理道德及其修养在医疗体系中具有重要的地位和作用，护理道德品质，是护士对道德原则和规范的认识，以及基于这种认识所产生的具有稳定性特征行为习惯，主观上的护理道德认识与客观的护理道德行为的统一。护士的道德修养、道德信念及道德品质，影响并决定着护士对待护理工作及患者的根本态度，影响和制约着护士的行为和护理质量，良好的护理职业道德建设是提高护理质量和护士自身地位的前提。因而护理工作者必须自觉加强道德修养，在医疗实践中培养优良的道德品质是至关重要的。护士修养需要首先树立正确的人生观、价值观和审美观，在平凡的职业中不断提高自身的精神境界，创造自身美好的内心世界。护士只有认识并真正做到这一点，才可能在平凡的岗位上做出不平凡的贡献。

**12. 如何提高护士职业道德?**

(1)坚定道德信念：道德信念，是指医护人员发自内心的对道德义务的真诚信仰和强烈的责任感。南丁格尔说："护士就是没有翅膀的天使，是真善美的化身。"护士只有在思想上有了认同感，良好的道德情感一旦形成，必然在工作中表现出高度的爱伤观点，凡事都设身处地站在患者的角度思考，才能把患者当亲人，学会控制自己的个人情感。做到忧在心而不形于色，悲在内而不形于声。当遇到纠纷和麻烦时，站在患者角度想一想，急患者之所急，想患者之所想，就能以患者需要为己任，关心患者，想到护理的目的是为了患者的利益，可能就会找到满意的解决办法。

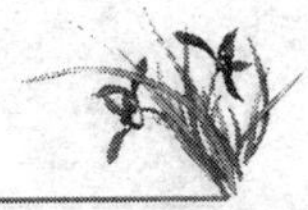

(2)规范道德行为:建立完善各项护理管理制度。只有把握护理道德规范并按照要求展开护理工作,才能最终养成良好的护理品德,并将良好的行为变成习惯。修养本身也是一种磨砺,要不断的实践,持之以恒,靠意志来支持自己坚持下去,不断反省。树立榜样,因为榜样更有说服力,容易引起思想和行为上的共鸣,做到言行一致,表里如一。

(3)提升自身修养,达到慎独境界:要做到慎独,关键还要持之以恒地实践。只有坚持下去,养成习惯,才能把本职工作的完成和人格修养完美的结合在一起。通过慎独精神的教育,使他们形成强烈的内心信念。如果不严格遵守操作规程,不遵守职业道德规范,就要受到职业道德良心的谴责。慎独的前提是坚定的内心信念和良心,是以自己的道德意识为约束的。护士要增强自制力,善于自我监督。从小处着眼,时时处处严格要求自己。谨言慎行、认真严肃对待我们所从事的每一项工作,自觉地为患者提供满意的服务。

(4)提高自身心理素质:护理工作平凡而辛苦,但充满挑战与压力,技术性强,服务要求高。超负荷的工作和学习任务,使护士感到身心疲惫,只有那些热爱护理事业的人,才能积极应对,保持乐观、健康、积极向上的心理。保持良好的心态非常重要。当患者由于精神和肉体的双重折磨,情感和意志就变得

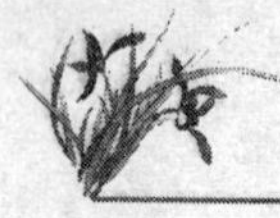



很脆弱，言行缺乏自制力，甚至会将疾病痛苦所造成的怨恨迁怒于护士，此时护士就需要具备自我心理和意志的良好控制力来调节自身情绪。毕竟他们是患者，无论遇到怎样的情况，都不能与患者发生正面冲突以致矛盾激化，而应从体贴关怀入手，耐心予以说服、劝导，以消除不良情绪。因此，要求护士要宽容、谅解、忍让。

⑤积极进取，开拓创新。随着护理模式改变，医护关系改变，许多新业务、新技术需要去学习和拓展，许多护理课题要求护理工作者去探索、研究。作为护士不但要掌握扎实的医学和护理学专业知识、熟练的操作技术，还要具备心理学、伦理学、美学等基础知识，随时了解国内外护理工作发展新动态。扎实的护理理论、相关的人文科学基础、熟练的护理技巧，以及进行健康教育和人际沟通能力等都是当代合格护士必备的素质。

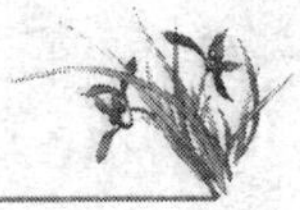

# 六、职业防护

**1. 防护的目的是什么?**

(1)有效预防医院感染,保障患者和医务人员健康。

(2)防止血源性疾病的传播,也防止非血源性疾病的传播。

(3)强调双向防护,既防止疾病从患者传至医护人员,也防止疾病从医护人员传至患者。

**2. 防护的原则是什么?**

防护的原则是标准预防,即针对医院所有患者和医务人员采取的一组预防感染措施。包括手卫生,根据预期可能的暴露选用手套、隔离衣、口罩、护目镜或防护面罩,以及安全注射。也包括穿戴合适的防护用品处理患者环境中污染的物品与医疗器械。

**3. 防护措施有哪些?**

(1)一旦接触了血液、体液、分泌物、排泄物等物

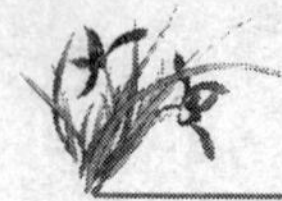



质，以及被其污染的物品后应当立即洗手。

(2)接触血液、体液、分泌物、排泄物等物质，以及被其污染的物品时应戴手套。

(3)脱去手套后立即洗手。

(4)医务人员的脸部及眼睛有可能被血液等喷溅时，应当戴一次性外科口罩、防护眼镜或面罩，穿隔离衣。

(5)处理锐器时应当特别注意，防止被其刺伤。

(6)对患者用后的医疗器械、器具应当采取正确的消毒措施。

(7)医疗废物应按照法律法规进行无害化处理。

**4. 手部“卫生洗手”消毒包括哪些内容？消毒要点是什么？**

(1)手部“卫生洗手”消毒包括：流水肥皂洗手(搓洗及刷洗)和消毒药液洗手。

(2)消毒要点：①流水肥皂洗手。用流水冲洗，不用脸盆浸泡，水龙头用脚踏式或长臂开关；洗手用的肥皂及刷子要保持干燥；洗手后勿用公共毛巾擦手，可自然干燥或用一次性卫生纸巾擦干。②消毒液洗手。消毒液泡手应在流水肥皂洗手后进行，一般需浸泡1～3分钟；速干手消毒剂消毒双手应注意擦洗一定时间，不要遗漏擦拭部位，按其顺序进行。

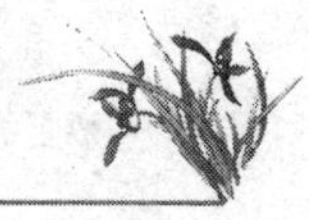



**5. 在什么情况下医务人员进行洗手或速干手消毒?**

(1)直接接触患者前后;接触不同患者之间;从同一患者身体的污染部位移动到清洁部位时;接触特殊易感患者前后。

(2)接触患者黏膜、破损皮肤或伤口前后,接触患者的血液、体液、分泌物、排泄物、伤口敷料之后。

(3)穿脱隔离衣前后,摘手套后。

(4)进行无菌操作前后,处理清洁、无菌物品之前,处理污染物品之后。

(5)接触患者周围环境及物品后。

(6)处理药物或配餐前。

**6. 在什么情况下医务人员应先洗手再进行手消毒?**

(1)接触具有传染性的血液、体液、分泌物和排泄物,以及被传染性致病微生物污染的物品后。

(2)双手直接为传染病患者进行检查、治疗、护理或处理传染病患者污物之后。

**7. 医疗废物垃圾如何分类?**

医疗废物垃圾分为医疗垃圾、放射性垃圾、生活垃圾。

## 8. 医疗垃圾的分类是什么？怎样分别处理？

医疗垃圾分为不可回收医疗物品和锐利器具。不可回收医疗废弃物垃圾采用黄色垃圾袋装放，包括使用过的输液器、输血袋、注射器、棉签、手套、口罩，以及被患者血液、体液污染和工作人员使用后垃圾（锐器除外），各种注射器具用后应剪掉针头，管路放入黄色袋，针头放入锐器盒。锐利器具包括针头、刀片、破碎安瓿等，应放在锐器盒内，但不包括药品玻璃瓶。

## 9. 放射性垃圾和生活垃圾应怎样处理？

放射性垃圾放在红色垃圾袋内并扎紧使之密闭，垃圾袋最好放在指定的地点。生活垃圾放进黑色垃圾袋内。

## 10. 被锐器刺伤后应该怎样处理？

当工作人员被锐器刺伤后，应当立即实施局部处理，具体方法为：

(1)对于暴露后的伤口应立即在伤口旁轻轻挤压，尽可能挤出损伤处的血液，再用肥皂液和流动水进行冲洗；禁止进行伤口的挤压。

(2)如果被暴露的是皮肤黏膜，应反复用肥皂液和流动水清洗污染的皮肤，用生理盐水反复冲

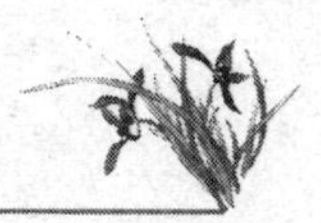

洗黏膜。

(3)受伤部位的伤口冲洗后，应及时用75%酒精或0.5%碘伏进行消毒，并包扎伤口。

(4)尽快报告相关人员，填写《病原体职业暴露报告卡》并报送感染管理控制办公室，进行下一步处理。

**11. 化疗药物外漏和人员接触时怎样处理?**

(1)立即标明污染的范围，避免他人接触。

(2)药液洒到桌面或地面，应用纱布吸附，再用肥皂水擦洗；若为药粉，则用湿纱布轻轻抹擦，以防药物粉尘飞扬污染空气。

(3)药液溅到工作服或口罩上，应立即更换。

(4)药液溅到皮肤上或眼睛内，应立即用大量清水或生理盐水反复冲洗。

**12. 配置化学消毒剂时怎样防护?**

(1)应注意个人防护，穿工作服，戴手套、口罩。

(2)配置时动作轻柔，防止消毒液溅洒。

(3)配置容器应适当，应保持容器足够大，耐腐蚀，带密封盖，并有明显的标识。

(4)消毒剂浓度配置准确，现配现用。

(5)不可随意将不同的消毒剂混合配置使用。

**13. 眼睛沾染化学消毒剂后怎样处理?**

立即用流动清水持续冲洗，冲洗时睁开眼睛，边冲洗边转动眼球。如双眼沾染，也可把面部浸入盛有大量清水的盆里，睁开眼睛，转动眼球，摆动头部，以稀释和冲洗出残留眼里的化学物质，一般冲洗5～15分钟，如仍有严重的眼部疼痛、畏光、流泪等症状，要尽快就诊治疗。

**14. 皮肤接触化学消毒剂后怎样处理?**

立即用大量流动清水冲洗、用淡肥皂水清洗；如皮肤仍有持续疼痛或刺激症状，要在冲洗后去专科会诊。

**15. 预防医院感染的主要措施是什么?**

主要措施有：认真洗手、合理使用抗生素、严格执行无菌操作、消毒隔离。

**16. 经血液传播的病毒感染患者入院后怎样处理?**

(1)在接触血液(体液)操作时必须衣帽整齐、戴手套、减少黏膜或皮肤直接接触血液。在处理血液污染物品及侵袭性操作时，应戴双层手套。

(2)接触患者血液(体液)后要认真洗手，严格洗

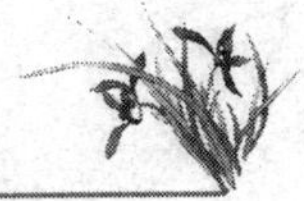

手可避免造成患者间、护患间、医疗环境的污染。

(3)尽量使用一次性医疗器械或用品,减少二次接触造成传播。使用后的一次性用品均装入两层黄色垃圾袋内,包装严密后送指定地点或由专类人员收取。

(4)处理锐器时小心谨慎,避免锐器伤。

(5)房间内各种物体表面用0.2%含氯消毒剂擦拭,尤其注意患者接触物品的消毒。

(6)空气不用特殊处理,必要时使用3%过氧化氢喷雾消毒。

**17. 医护人员在什么情况下使用手套?**

(1)应根据不同操作的需要,选择合适种类和规格的手套。

(2)接触患者的血液、体液、分泌物、排泄物、呕吐物及污染物品时,应戴清洁手套。

(3)进行手术等无菌操作、接触患者破损皮肤、黏膜时,应戴无菌手套。

**18. 医护人员在什么情况下应穿隔离衣?**

(1)接触经接触传播的感染性疾病患者,如传染病、多重耐药菌感染患者等时。

(2)对患者实行保护性隔离时,如大面积烧伤、骨髓移植等患者的诊疗、护理时。

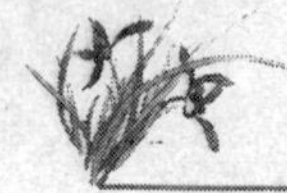



(3)可能受到患者的血液、体液、分泌物、排泄物喷溅时。

**19. 医护人员在什么情况下应使用护目镜或防护面罩?**

(1)在进行诊疗、护理操作,可能受到患者的血液、体液、分泌物、排泄物喷溅时。

(2)近距离接触经飞沫传播的传染病患者时。

(3)为呼吸道传染病患者进行气管切开、气管插管等近距离操作,可能发生患者血液、体液、分泌物喷溅时,应使用防护面罩。

**20. 隔离病室限制人员出入的隔离标志有哪些?**

对于一些确定发生医院感染的患者,为了防止其扩散,原则上应采取传染源隔离措施。美国疾病控制中心推荐,在隔离室门外或患者床头或墙壁上安置不同颜色卡片表示不同性质的隔离:黄色—严格隔离;橙色—接触性隔离;蓝色—呼吸隔离;灰色—抗酸杆菌隔离;棕色—肠道(粪-口)隔离;绿色—引流/分泌物隔离;粉红色—血液/体液隔离。医护人员应熟悉这些标记和隔离要求。

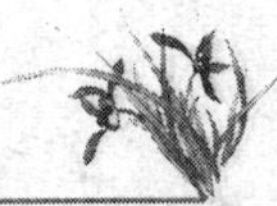



**21. 医护人员接触经接触传播疾病的患者时应怎样防护?**

医护人员接触经接触传播疾病，如肠道感染、多重耐药菌感染、皮肤病等患者时，在标准预防的基础上，还应采取以下预防：

(1)接触隔离患者的血液、体液、分泌物、排泄物等物质时，应戴手套；离开隔离病室前，接触污染物品后应摘除手套，洗手和手消毒。手上有伤口时应戴双层手套。

(2)进入隔离病室，从事可能污染工作服的操作时，应穿隔离衣；离开病室前，脱下隔离衣，按要求悬挂，每天更换清洗与消毒；或使用一次性隔离衣，用后按医疗废物管理要求进行处置。

(3)接触甲类传染病应按要求穿脱防护服，离开病室前，脱去防护服，防护服按医疗废物管理要求进行处置。

**22. 医护人员接触经空气传播疾病的患者时应怎样防护?**

医护人员接触经空气传播疾病，如肺结核、水痘等患者时，在标准预防的基础上，还应采取以下措施预防：

(1)应严格按照区域流程，在不同的区域，穿戴

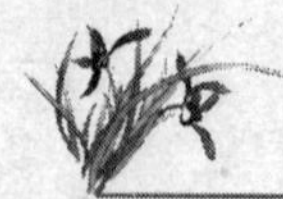



不同的防护用品,离开时按要求摘脱,并正确处理使用后物品。

(2)进入确诊或可疑传染病患者的房间时,应戴帽子、医用防护口罩;进行可能产生喷溅的诊疗操作时,应戴护目镜或防护面罩,穿防护服;当接触患者及其血液、体液、分泌物、排泄物等物质时应戴手套。

## 23. 医护人员穿脱防护用品有哪些注意事项?

(1)医用防护手套的效能持续应用 6～8 小时,遇污染或潮湿,应及时更换。

(2)离开隔离区前应对佩戴的眼镜进行消毒。

(3)医护人员接触多个同类传染病患者时,防护服可连续应用。

(4)接触不同类传染病患者,应在护理每位患者之间进行更换防护服。

(5)防护服被患者的血液、体液、污物污染时,应及时更换。

(6)戴医用防护口罩或全面型呼吸防护器应进行面部密合性试验。

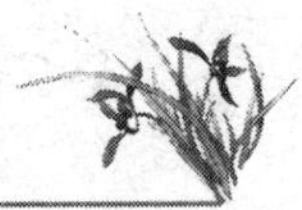

# 七、急救技能

**1. 急救药品及器材的管理标准是什么?**

管理标准是"一专"、"二及时"、"三无"、"四定"。具体内容包括一专:专人管理。二及时:及时检查、及时维修。三无:无责任性损坏、无性能失灵、无过期变质。四定:定数量、定位置、定卡片、定消毒日期。

**2. 怎样做好急救车的日常维护?**

①各班护士及时清点急救车内物品。②护士长每周检查清点并签字。③急救车内物品按急救车内标识整齐摆放。④治疗盘每周清洗、擦拭2次。⑤急救药品无失效,近期失效的要做好标识,准时更换。⑥诊疗物品(血压计、听诊器、喉镜、舌钳、开口器等)每周消毒、擦拭2次。⑦一次性物品按无菌物品管理存放。⑧供应室消毒包应及时更换。⑨急救车每次使用后所用物品及时消毒、整理、补充。

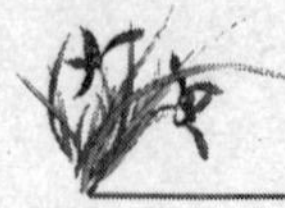



**3. 什么是心肺复苏？主要步骤是什么？**

心肺复苏（CPR），是指对心跳和（或）呼吸骤停者在开放气道下行人工呼吸和胸外心脏按压，将带有新鲜空气的血液运送到全身各部，尽快恢复自主呼吸和循环功能，其主要目标是对心、脑及全身重要器官供氧，延长机体耐受临床死亡的时间。主要步骤是开放气道、人工呼吸和胸外按压。

**4. 心肺复苏的急救措施包括哪几部分？**

①基础生命支持（BLS）。②高级生命支持（ACLS）。③持续生命支持（PLS）。

**5. 基础生命支持包括哪些内容？**

基础生命支持（BLS），包括：A. 判断意识和开通气道。B. 人工呼吸。C. 心脏按压。

**6. 心肺复苏过程中开放气道的常用方法有哪些？**

常用方法有：仰面抬颌法，仰面抬颈法，托下颌法。

**7. 如何检查患者的呼吸活动？**

在开放气道的情况下，通过看、听、感觉来观察判断患者有无呼吸活动。一看：用眼睛看胸部有无

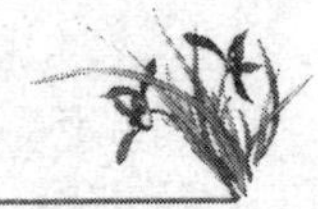

上下起伏运动；二听：用耳朵靠近患者的口鼻听呼气时气流音；三感觉：用面颊靠近口鼻感觉呼出的气流。判断时间不超过 10 秒钟，如无上述反应，可以确定患者无呼吸。

**8. 如何判断有无脉搏?**

①颈动脉。用大拇指、食指成 C 形沿颈部快速滑至环状软骨两侧气管与肌群之间的沟内，向下按压即可触及有无搏动。②股动脉。位于股三角区，可于腹股沟处触摸有无搏动。

**9. 人工呼吸有几种方式?**

口对口呼吸、口对鼻呼吸、口对口鼻人工呼吸、球囊-面罩装置人工呼吸、气管插管人工呼吸及气管切开(内套管)人工呼吸。

**10. 实施心肺复苏时，人工呼吸与心脏按压的比例为多少?**

单人复苏时按压/通气比为 30：2；双人复苏时，成人为 30：2，婴儿和儿童 15：2。每次评估复苏效果要按压 2 分钟后检查 1 次脉搏。

**11. 如何选择胸外心脏按压部位?**

胸外心脏按压部位为胸骨体中、下 1/3 交界处，可用中、食指触及肋下缘，向上滑动到剑突，再向上移动两横指。

**12. 胸外心脏按压注意事项有哪些？**

①按压部位、频率要准确。②按压姿势要正确。③每次按压后要使胸廓充分回弹。④按压与放松时间相等。⑤按压有力、按压快速、要持续不间断。

有两名施救者时，每 2 分钟改变一下按压和通气的角色，以免按压疲劳和胸部按压质量下降。操作换人时间最好小于 5 秒钟，以减少停止胸部按压的间隙。

**13. 胸外心脏按压的有效指征有哪些？**

①自主心跳恢复，可听到心音，大动脉搏动可触及，心电图示窦性心律，房性或交界性心律，即使为心房扑动或颤动亦是自主心跳恢复的表现。②自主呼吸恢复。③口唇、甲床及面色转红。④血压回升。⑤脑功能好转的迹象，意识好转。⑥散大的瞳孔回缩变小，对光反应恢复。

**14. 心肺复苏过程中常用给药途径有哪些？**

心肺复苏过程中常用给药途径有心内注射、静脉给药、气管内给药。

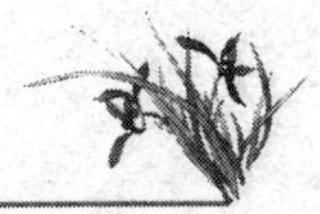

**15. 心肺复苏过程中常用药及使用方法有哪些?**

①心室颤动。肾上腺素 1 毫克,每 3～5 分钟重复 1 次或血管加压素 40 国际单位,首次用药加胺碘酮 300 毫克,每 3～5 分钟重复 150 毫克,或利多卡因 50～100 毫克,每 3～5 分钟重复 1 次。②心室停搏。肾上腺素 1 毫克,每 3～5 分钟重复 1 次,肾上腺素和阿托品各 1 毫克,每 3～5 分钟重复 1 次。③碳酸氢钠的适应证。有效通气及胸外心脏按压 10 分钟后,酸碱度(pH 值)仍低于 7.10,心跳骤停前已存在代谢性酸中毒或伴有严重的高钾血症。

**16. 在什么情况下应终止心肺复苏?**

(1)复苏成功:转入下一个治疗阶段。

(2)复苏失败

①心脏死亡。经 30 分钟基础生命支持(BLS)和高级生命支持(ACLS),持续生命支持(PLS)抢救,心脏毫无电位活动。

②临床死亡。其标志为呼吸、心搏停止。

③生物学死亡。其标志为脑死亡。

**17. 什么是心脏骤停?**

心脏骤停,是指患者的心脏在正常或无重大病变的情况下受到严重打击,致使心脏突然停搏,有效泵血功能消失，引起全身严重缺血、缺氧。

**18. 心脏骤停的临床表现有哪些？**

临床表现有：①意识突然丧失或伴有短阵抽搐。②大动脉搏动消失脉搏扪不到，血压测不出。③心音消失。④呼吸断续，呈叹息样，后即停止，多发生在心脏骤停后30秒内。⑤瞳孔散大。⑥面色苍白兼有发绀。⑦有伤口时不出血。

**19. 心脏骤停时实施人工呼吸的注意事项有哪些？**

注意事项有：①每次人工吹气的时间应超过1秒。②潮气量要足以产生明显的胸廓起伏。③人工呼吸时不可太快或太过用力。④双人心肺复苏(CPR)时如果已建立人工气道，通气频率为8～10次/分钟，不必考虑通气和胸外按压之间的同步、协调。

**20. 什么是心脏电除颤？**

心脏电除颤，是指用电能治疗异位性快速心律失常，使之转为窦性心律的方法。

**21. 除颤时电极正确放置的位置有几种？**

放置位置有两种方法：①将标有心尖(APEX)电极放置心尖部(左侧腋中线与第5肋交界处)，将

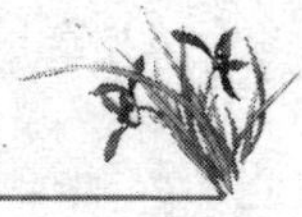

标有胸骨(STERNUM)电极放置在胸骨右缘锁骨下第2～3肋间。②将标有心尖(APEX)电极放置心前区左侧,将标有胸骨(STERNUM)电极放置在心脏后面、右肩胛下。

**22. 除颤的注意事项有哪些?**

注意事项有:①放电时任何人不得接触病床,避免触电。②两电极板避免碰撞,避免短路。电极板用后擦干,以免锈蚀。③导电糊涂抹均匀。两电极板充分紧密接触皮肤,避免烧伤皮肤。④除颤器应定时充电、定期检查、随时处于备用状态。⑤如患者的室颤波为细颤,一定要将细颤变为粗颤再行电击。

**23. 心脏电复律适合哪些患者?**

心室扑动和颤动是电复律的绝对指征;心房扑动和颤动伴血流动力学障碍者;药物及其他方法治疗无效或有严重血流动力学障碍的阵发性室上性心动过速、室性心动过速、预激综合征伴快速心律失常者。

**24. 心肺复苏抢救中需开放静脉时,为什么要选择上肢静脉?**

上肢静脉的静脉瓣比较健全,在做胸外按压时,能有效地促进上腔静脉血液的环流;而下腔静脉系

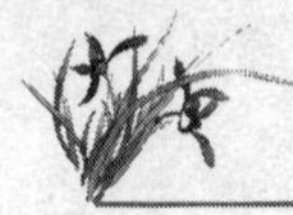



统的静脉瓣不太完善，胸外按压时，对下腔静脉血液的驱流作用差。故在复苏抢救中一般都选择上肢静脉输液，效果比较好。

**25. 何谓心力衰竭？**

心力衰竭是指心排血量绝对或相对不足，不能满足组织代谢需要的一种病理生理状态。

**26. 急性左心衰竭的病因和诱因是什么？**

①急性心肌严重损害。②后负荷过重。③前负荷过重。④心室充盈受限。⑤恶性心律失常。

**27. 急性左心衰竭患者的主要临床表现有哪些？**

主要为突发性严重呼吸困难，端坐呼吸，频繁咳嗽，咳大量粉红色泡沫样痰，有窒息感而极度烦躁不安、恐惧、面色青灰，口唇发绀，大汗淋漓，皮肤湿冷，呼吸频率可达 30～40 次/分钟。吸气时锁骨上窝和肋骨内陷及肺部满布湿啰音等。

**28. 急性左心衰竭患者的动脉血气分析变化如何？**

病情早期血气为低氧血症及微循环不良导致的代谢性酸中毒，二氧化碳分压因呼吸频率过快、过度通气，反而降低。病情晚期，患者呼吸肌无力或发生神志改变时，才出现二氧化碳分压升高。

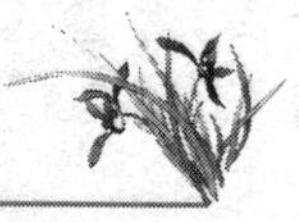



**29. 急性左心衰竭患者常采用哪种卧位？**

采用坐位或半坐卧位，双腿下垂，以减少静脉血回流，必要时可轮流绑扎四肢，进一步减少血液回流。

**30. 急性左心衰竭患者应用吗啡的临床意义及应用的剂量如何？**

吗啡可以镇静、降低患者的紧张情绪、减慢心率、减少心肌耗氧，同时还具有扩张周围血管容量，减少回心血量，使血液由肺部转移到周围循环中，此外还可以松弛支气管平滑肌，使通气功能改善。常用于皮下或肌内注射 5～10 毫克，紧急时可静脉注射 3～5 毫克。

**31. 急性左心衰竭患者的护理要点有哪些？**

①立即协助患者取坐位，双腿下垂，以减少回心血量而减轻肺水肿。②给予高流量氧气吸入，6～8 毫升/分钟，并通过 20%～30%酒精湿化，使肺泡内泡沫的表面张力降低而破裂，改善肺泡通气，但应注意吸氧时间不要过长，可间歇使用。③观察患者咳嗽情况，痰液的性质和量、协助排痰等。④迅速建立静脉通道，正确使用药物，如硝普钠、洋地黄等。⑤严密观察患者呼吸频率、深度、意识等。

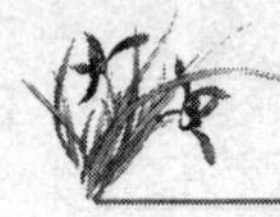



## 32. 各级心功能表现的特点是什么?

美国心脏病学会(AHA)的分级方案是根据患者的自觉活动能力,将心功能划分为四级。Ⅰ级:患有心脏病的患者活动不受限制,为心功能代偿期。Ⅱ级:心脏病患者的体力活动受到轻度限制,休息时无自觉症状,但平时一般活动时可出现疲乏、心悸、呼吸困难或心绞痛症状,又称为心力衰竭Ⅰ度。Ⅲ级:心脏病患者体力活动明显受限,平时一般活动即可出现上述症状,需休息较长时间才无症状,又称心力衰竭Ⅱ度。Ⅳ级:心脏病患者不能从事任何体力活动,休息状态也出现心力衰竭症状,体力活动后加重,又称为心力衰竭Ⅲ度。

## 33. 心力衰竭的诱发因素有哪些?

①感染,特别是呼吸道感染为最常见,也是最重要的诱因。②心律失常。③心脏负荷加重,如妊娠和分娩。④过度体力劳累或情绪激动。⑤水、电解质紊乱,如钠摄入过多,补液或输血过多。

## 34. 如何观察和处理洋地黄中毒?

(1)密切观察洋地黄毒性反应:①胃肠道反应,如食欲不振、恶心、呕吐。②神经系统反应,如头痛、乏力、头晕、黄视、绿视。③心脏毒性反应,如频发性

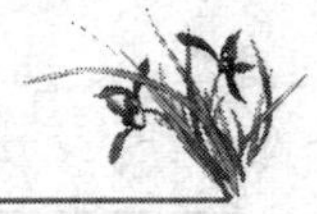

室性期前收缩呈二联律或三联律、心动过缓、房室传导滞等各类型心律失常。

(2)洋地黄中毒后处理:①停用洋地黄。②补充钾盐,可口服或静脉补充氯化钾,停用排钾利尿药。③纠正心律失常,快速心律失常首选苯妥英钠或利多卡因,心律缓慢者可用阿托品等。

**35. 左心衰竭和右心衰竭的临床表现特点是什么?**

①左心衰竭。以肺循环淤血和心排血量减少为主要表现。肺淤血表现有:呼吸困难(其程度为劳力性呼吸困难,夜间阵发性呼吸困难或端坐呼吸);咳嗽,咳粉红色泡沫痰;口唇及甲床明显发绀等;心排血量减少表现为乏力、烦躁不安、出冷汗,即因脑缺氧而出现的精神症状。②右心衰竭。以体循环淤血为主要表现:消化道症状如腹胀、畏食、恶心、呕吐等;肝大,有压痛,出现黄疸;颈静脉怒张,肝-颈静脉回流征阳性;下垂型凹陷性水肿,严重时出现胸水或腹水等。

**36. 心力衰竭的患者为什么容易便秘?如何进行护理?**

(1)便秘原因:①肠道淤血。②进食减少。③长期卧床。④焦虑。⑤排便方式改变。

(2)护理措施:①饮食中需增加粗纤维食物。

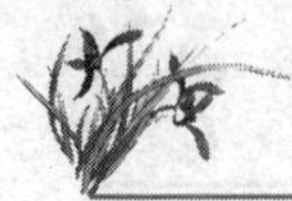



②必要时给缓泻药或开塞露。③对不习惯床上使用便器的患者，若病情许可，可小心扶起使用床边便椅。④注意不能使用大剂量液体灌肠。

**37. 典型性心绞痛发作时疼痛有何特点？**

①性质。为压榨、紧缩、压迫、窒息、沉重或闷胀性疼痛。②部位。常位于胸骨体上段或中段之后，可波及心前区，界线不清，常放射至左肩、左臂内侧无名指和小指或至颈、咽、下颌部。③时间。1～5分钟，多数3～5分钟。④诱发因素。体力活动、情绪激动、饱食、受寒、吸烟、阴雨气候或心动过速等。⑤缓解方式。休息或舌下含服硝酸甘油可缓解。

**38. 心肌梗死患者心电图有何特征改变？**

(1)ST段抬高性心肌梗死心电图(ECG)改变：①宽而深的Q波(病理性Q波)。②ST段抬高呈弓背向上形。③T波倒置。

(2)非ST段抬高性心肌梗死心电图改变：①无病理性Q波。②有普遍性ST段压低≥0.1毫伏。③但aVR导联ST段抬高或有对称性T波倒置。

**39. 心肌梗死的并发症有哪些？**

乳头肌功能失调或断裂、心脏破裂、栓塞、心室壁瘤、心肌梗死后综合征等。

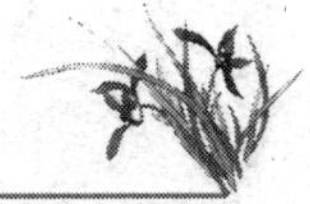

**40. 急性心肌梗死患者的救治原则有哪些?**

①减少心肌耗氧量。②增加心肌氧供。③增加心肌能量供给,缩小梗死面积。④积极治疗其他并发症。

**41. 急性心肌梗死患者溶栓治疗的监测包括哪些?**

①血压。溶栓 2 小时内密切观察心电监护,记录心律失常。溶栓期间每 15 分钟测 1 次血压,以后每 30～60 分钟测 1 次。②心电图。溶栓即刻、0.5 小时、1 小时、1.5 小时、2 小时、2.5 小时、3 小时各做 1 份心电图(18 导联)。如有正后壁心肌梗死至少于 2 小时再做 1 次 18 导联心电图。③出现并发症和神经系统体征。溶栓后(从溶栓开始计时)0.5 小时、1 小时、3 小时、8 小时、16 小时、24 小时、32 小时、40 小时、48 小时分别抽血查出凝血 2 项。④血清肌酸激酶及同工酶(CK)。开始治疗后第一天每 4 小时复查 1 次。⑤药物不良反应。应用链激酶时应注意寒战、发热等变态反应。⑥判断溶栓疗效。即心电图上抬高的 ST 段于 2 小时内回降＞50%,胸痛 2 小时内基本消失,2 小时内出现再灌注心律失常,血清肌酸激酶及同工酶峰值提前出现。

## 42. 指导心肌梗死患者活动时的注意事项有哪些?

①首次活动时应测量脉搏,询问有无不适。②避免闭气用力及做肌肉等长收缩,以减少心脏负荷。③必须包括 5～10 分钟的暖身运动及整理运动。④运动最佳时间是饭后 2 小时后,运动前避免食用刺激性食物。⑤感冒未愈或身心疲劳时,不宜运动。

## 43. 护士在观察病情时如何做到早期发现心肌梗死?

①心绞痛发作或原有心绞痛程度加重,发作频繁,时间延长或含服硝酸甘油无效。②心前区疼痛伴恶心、呕吐、大汗和心动过缓。③中老年患者出现急性左心衰竭、心源性休克或严重心律失常,而排除其他原因者。④心电图示 ST 段一时性上升或明显下降,T 波突然倒置。

## 44. 如何护理心肌梗死急性期的患者?

①发病 24 小时内绝对卧床休息,限制探视。②发病后 4～12 小时内给予流质饮食,逐渐过渡到低脂、低胆固醇清淡饮食,并少量多餐。③吸氧流量 2～5 升/分钟。④监测心电图和生命体征5～7 天。⑤遵医嘱给予吗啡或哌替啶止痛,注意观察不良反

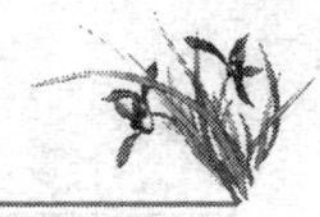



应。⑥增加患者的安全感和信任感，由护理人员帮助完成生活护理，保持大便通畅。

**45. 如何安排急性心肌梗死患者的休息与活动？**

①第 1～3 天绝对卧床休息，翻身、进食、洗漱和排便等均由护理人员帮助料理。②第 4～6 天可在床上活动肢体，鼓励患者深呼吸。③第 1～2 周后，无并发症的患者开始在室内走动。④2～3 周后可逐步过渡到室外行走。⑤第 3～4 周可试着上下楼或出院。⑥密切观察患者活动后的反应，如果出现呼吸困难、脉搏过快且休息后 3 分钟仍未恢复、血压异常、胸痛和眩晕等，应停止活动，并以此作为限制活动量的指征。

**46. 如何做好高血压急症患者的抢救配合？**

①患者绝对卧床休息，取半卧位，避免一切不良刺激和不必要的活动。②保持呼吸道通畅，持续给氧 4～5 升/分钟。③迅速建立静脉通路，遵医嘱给予速效降压药及其他药物，常首选降压药硝普钠，用药时注意调节滴速，避光滴注，每 5～10 分钟测血压 1 次，使血压缓慢下降并保持在安全范围；如血压过低或有血管过度扩张的征象，如出汗、烦躁不安、头痛、心悸、胸骨后疼痛、肌肉抽搐等，应立即停止输液，降低床头，并通知医生。④严密观察患者生命体

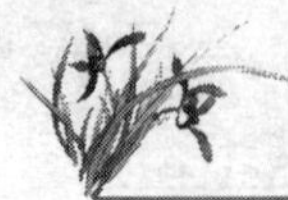


征、意识、瞳孔和尿量变化。⑤注意安全，提供保护性护理措施，防止坠床等意外发生。

**47. 高血压患者血压降低多少合适？**

一般应降至 18.7/12.0 千帕（140/90 毫米汞柱）以下；对青中年患者（小于 60 岁），以及糖尿病患者或肾脏改变者应降至 17.3/11.3 千帕（130/85 毫米汞柱）以下；对于 3 级高血压者或血压在 32.0～29.3/20.0～17.3 千帕（240～220/150～130 毫米汞柱），甚至更高者，首先应在 2 小时内将血压降低原来水平的 25%，维持一定时间后再降至 21.3/13.3 千帕（160/100 毫米汞柱）。

**48. 什么是甲状腺危象？其诱因是什么？**

甲状腺危象是甲状腺功能亢进症的致命并发症，是由于大量的甲状腺素进入血液或机体处于应激状态，使组织对甲状腺素的反应增强，代谢率极度增高所致。主要诱发因素：感染、严重精神刺激、创伤、放射性碘治疗早期、甲状腺功能亢进手术前准备不充分等。

**49. 什么是中毒？**

中毒，是指某些物质接触人体或进入人体后，在一定条件下，与液体、组织相互作用，损害组织，破坏

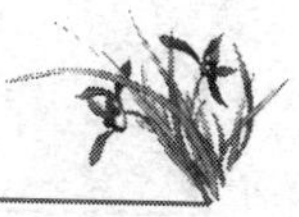



神经及体液的调节功能，使正常生理功能发生严重障碍，引起的一系列症状、体征。

**50. 毒物进入人体的途径有哪些?**

毒物进入人体的途径有：消化道、呼吸道、皮肤黏膜三条途径。

**51. 接触性中毒的急救措施有哪些?**

立即除去被污染的衣物，用敷料除去肉眼可见的毒物，然后用大量清水或肥皂水冲洗体表，包括毛发、指甲、皮肤皱褶处。清洗时注意切忌用温水或用少量水擦洗，因为这两种方法均可能促进局部血液循环，导致毒物的加速吸收。若眼部接触到毒物时，不可用中和性的溶液冲洗，以免发生化学反应造成角膜、结膜的损伤，应采用清水或等渗盐水大量冲洗，直至石蕊试纸显示中性为止。皮肤接触腐蚀性毒物时，冲洗时间应达到 15～30 分钟，并可选择相应的中和剂或解毒剂冲洗。

**52. 食入性中毒的急救方法有哪些?**

常用催吐、洗胃、导泻、灌肠和使用吸附剂等方法，清除胃肠道尚未吸收的毒物，应尽早进行。

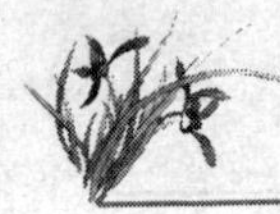



## 53. 洗胃的适应证和禁忌证有哪些？

(1)适应证：除腐蚀性毒物中毒外所有服毒患者。一般在服毒后 6 小时内洗胃效果最好，但服毒量大或所服毒物吸收后可经肾排出，服毒 6 小时以上仍需洗胃。

(2)禁忌证：①腐蚀性毒物中毒者。②正在抽搐、大量呕血者。③原有食管静脉曲张或上消化道大出血病史者。

## 54. 临床上常采用哪些方法促进已吸收毒物的排出？

利尿和血液净化疗法，如血液透析、血液灌流、血浆置换。

## 55. 中毒患者的病情观察要点有哪些？

对中毒患者，精心护理是抢救成功的关键，密切观察患者的神志、瞳孔和生命体征及出入液量的变化是病情观察的要点。

## 56. 洗胃的原则是什么？

即先出后入、快进快出、出入基本平衡。每次灌洗量为 300～500 毫升，量少不易抽洗干净；过多则可能引起急性胃扩张，驱使毒物进入肠道，甚至引起

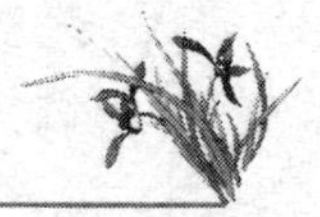



肠穿孔。抽吸时应经常转动患者身体，以消灭冲洗盲区。一般洗胃液总量为25 000～50 000毫升。

## 57. 电动洗胃机洗胃的注意事项有哪些？

①洗胃机工作时应水平放置，必须妥善接地，以防电击伤。②掌握适当的抽吸和注入压力，以<5.3千帕（40毫米汞柱）为宜，抽吸平衡，一次量不宜过大。③防止空洗、空吸，及时添加洗胃液。④饱餐后服毒者可先催吐，以防食物残渣形成活瓣。⑤对老年人或儿童应特别注意观察，因其胃壁薄弱，且呕吐反射不敏感。

## 58. 一氧化碳中毒的护理有哪些？

患者脱离现场后应立即给氧，采用高浓度面罩给氧或鼻导管给氧（流量应保持在8～10升/分钟）。给氧时间不应超过24小时，以防发生氧中毒。重症患者及早采取高压氧治疗。

## 59. 中暑患者保持有效降温的措施有哪些？

①冰水酒精敷擦时应注意冰袋放置位置准确并及时更换，尽量避免同一部位长时间直接接触，以防冻伤。擦拭时应顺着动脉走行方向进行，大动脉处应适当延长时间，以提高降温效果。②酒精全身擦浴的手法为拍打式擦拭背、臀及四肢，而不用摩擦式

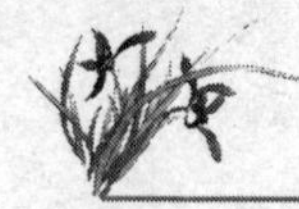



手法,因摩擦式手法易产生热。擦浴前头部放冰袋,以减轻头部充血引起的不适,足底放热水袋以增加擦浴效果。禁止擦胸部、腹部及阴囊处。③冰水擦拭和冰水浴者,在降温过程中用力按摩患者四肢及躯干,以防止周围血管收缩,导致皮肤血流瘀滞。④老年人、新生儿、昏迷、休克、心力衰竭、体弱或伴心血管基础疾病者,不能耐受4℃冰浴,应禁用。必要时可选用15℃～16℃冷水浴或凉水淋浴。⑤应用冰帽、冰槽行头部降温时,应及时放水和添加冰块。

### 60. 淹溺患者复温护理措施有哪些?

对于淹溺者,水温越低,人体的代谢需要越小,存活机会越大。某些淹溺者在冷水中心脏停搏30分钟后仍可复苏。但是低温亦是淹溺者死亡的常见原因,在冰水中超过1小时复苏很难成功,特别是海水淹溺者。因此,及时复温对患者的预后非常重要。患者心跳、呼吸恢复以后,应脱去湿冷的衣物,以干爽的毛毯包裹全身予以复温。其他复温方法尚有热水擦浴法、温热林格液灌肠法等。注意复温时速度不能过快,使患者体温恢复到30℃～32℃,并尽快送到医院,在医院内进行复温。

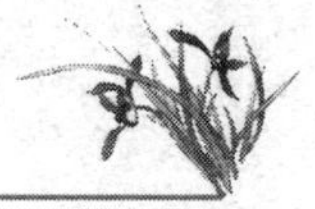



## 61. 气管内插管的目的是什么?

①保持呼吸道通畅,及时吸出气管内痰液或血液,防止患者缺氧和二氧化碳蓄积。②进行有效的人工或机械通气。③便于吸入全麻醉药的应用。

## 62. 气管内插管的适应证有哪些?

①患者自主呼吸突然停止,需紧急建立人工气道进行机械通气。②严重呼吸衰竭,在一般氧治疗情况下,如氧分压($PaO_2$)仍低于 8 千帕(60 毫米汞柱),此时不能满足机体通气和供氧需要,而需机械通气者,必须插管。③咳嗽反射弱,气道分泌物清除能力不够,胃内容物反流、消化道出血,随时有误吸可能者。④存在上呼吸道损伤、狭窄,气管食管瘘等影响正常通气者。⑤麻醉手术需要。

## 63. 气管内插管的并发症有哪些?

①损伤。常见有口腔、舌、咽喉部的损伤、出血、牙齿脱落及喉水肿。其中初学插管者最常见的失误是用喉镜冲撞上门齿,并以此为杠杆,从而导致牙齿的缺损。②误吸。由于上呼吸道的插管和手法操作,多能引起呕吐和胃内容物误吸,可用 Selliok 手法,即后压环状软骨,从而压塞气管,避免胃内容物反流和误吸。③缺氧。通常每次插管操作时间不应

超过 30 秒，45 秒是极限。④插管位置不当。由于操作不当，导管误插入食管内。⑤喉痉挛。是插管严重的并发症，可导致缺氧加重，甚至心搏骤停。此时使用肌松药或镇静药缓解此反应，必要时立即行环甲膜穿刺或气管切开。⑥插管过深。进入一侧主支气管，导致单肺通气，产生低氧血症。

**64. 气管内插管术后的患者如何保持呼吸道通畅?**

吸痰是气管插管后，保持呼吸道通畅的主要措施。如操作不当可致缺氧或低氧血症，吸引时间过长、压力过高或吸管太粗等都可能导致肺不张、气道痉挛、心律失常、血压变化、颅内血压升高和气道损伤。因此，护士要掌握吸痰的技巧及吸痰的时机，呼吸时导管内传出响声表示气管内有不易咳出的分泌物，需吸痰，吸痰应严格无菌操作，先吸导管内后吸口鼻分泌物，吸痰前后高浓度吸氧 1～2 分钟，每次吸痰不超过 15 秒，吸引负压不要太大，吸痰管要插入气管内边旋转，边吸引边向上提，动作一定要轻柔。注意观察痰量、颜色、黏稠度。

**65. 气管内插管术后的患者如何进行气道湿化?**

患者气管插管后原有的湿化功能丧失，加上通气又会使气道水分散失，导致气道干燥，痰液干结，形成痰阻气道而造成患者窒息。因此，呼吸道湿化

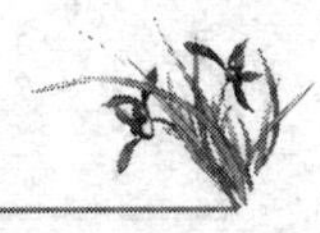



是气管插管中不可忽视的环节。湿化方法有:①雾化器雾化。是应用气体射流原理,将水滴撞成小颗粒,吸入呼吸道,对下呼吸道和支气管的分泌物有更好的稀释作用,常用 20 毫升生理盐水加庆大霉素 8 万单位,糜蛋白酶 4 000 单位,地塞米松 5 毫克进行雾化,每日 2～3 次,每次 20～30 毫升,吸气的温度在 35℃左右。②气管内直接滴注。用生理盐水 100 毫升+庆大霉素 8 万单位+糜蛋白酶 4 000 单位,每 2 小时滴入 2～3 毫升,可以减轻气管黏膜损伤,达到消炎化痰、湿润气管、防止感染的作用。③湿化器湿化。如患者已行机械通气,那么呼吸机湿化器湿化就起到一个人工鼻的作用,它包含一个可自动控温加热装置,可将湿化器中的蒸馏水加热,改善吸气气流的湿度和温度,并能直接供给患者蒸发丢失的水分,温度 34℃～35℃。

**66. 气管内插管术后怎样对气管插管的气囊进行充气、放气?**

目前临床一般采用高容量低压气管导管套囊,气囊内一般充气 3～5 毫升,套管内压保持在 0.25～0.34 千帕,＜0.25 千帕不足以防止误吸,而＞0.44 千帕则导致壁黏膜缺血。因此,为了防止气囊长期压迫使气管黏膜溃疡或坏死,导管留置期间每 2～3 小时定时将气囊放气 1 次,每次放气时间为5～10分钟。

**67. 昏迷患者应从哪些方面加强护理？**

预防感染、预防压疮、控制抽搐及营养支持。

**68. 患者大咯血发作时应如何处理？**

①宽慰患者，消除紧张情绪，配合治疗。②让患者平卧头偏一侧，指导其轻轻将血咯出，不可屏气。卧床休息，保持室内安静，避免不必要的交谈，以减少肺部活动度。大咯血患者要绝对卧床休息，取患侧卧位，不能随意搬动。③应给与温凉饮食，多吃水果和蔬菜，保持大便通畅。④遵医嘱应用血管收缩药，备好抢救药品及用物。⑤密切观察患者，如果出现窒息先兆表现，应立即通知医生，同时采取抢救措施：头低足高位，叩击患者背部，用吸引器清除血液，配合抢救。

**69. 如何判断大咯血患者出现窒息先兆或窒息表现？**

大咯血患者咯血时出现情绪紧张、面色晦暗、胸闷气促、咯血不畅，提示窒息先兆；若病情继续恶化，出现表情恐怖、张口瞪目、双手乱抓、大汗淋漓、唇指发绀、大小便失禁、意识丧失等提示血块阻塞气道而发生窒息，应紧急处理。

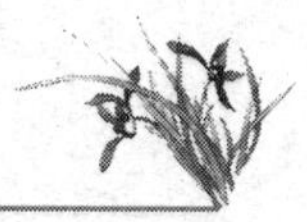



## 70. 咯血患者发生窒息时，护士应如何配合抢救？

①准备好吸引器、氧气、鼻导管、气管切开包、止血药、呼吸兴奋药、升压药等抢救设备和药物。②患者窒息时立即置头低足高位，轻拍背部以利血块排出。③清除口鼻腔内血凝块或迅速用吸引器清除呼吸道内积血。必要时立即行气管插管或气管镜直视下吸取血块。④血块清除后若患者自主呼吸未恢复，应行人工呼吸，高流量吸氧或遵医嘱用呼吸兴奋药。⑤密切观察病情变化，监测血气分析和凝血机制等。

## 71. 如何估计上消化道出血患者的出血量？

详细询问呕血和黑便的发生时间、次数、量及性状。①大便隐血试验阳性者提示出血量 5～10 毫升/日；出现黑便表示出血量在 50～70 毫升/日以上。每次出血后黑便的持续时间取决于患者排便次数，如每天排便 1 次，粪便色泽约在 3 天后恢复正常。

②胃内积血量达 250～300 毫升时可引起呕血，1 次出血量在 40 毫升以下时，可因组织液与脾贮血补充血容量而不出现全身症状；出血量超过 400～500 毫升，可出现头晕、心悸、乏力等症状；出血量超过 1 000 毫升，临床即出现急性周围循环衰竭的表现，严重者引起失血性休克。

**72. 如何观察上消化道出血患者是否再次出血?**

①反复呕血,呕吐量增加或由咖啡色转为鲜红色。②黑便量和次数增加,粪质稀薄,色泽转为暗红色,伴肠鸣音亢进。③经补液和输血后周围循环衰竭表现未改善,或好转后又恶化,血压波动,中心静脉压不稳定。④红细胞计数、血细胞比容、血红蛋白测定不断下降,网织红细胞计数持续下降。⑤在足量补液、尿量正常的情况下,血尿素氮持续增高或再次增高。⑥门静脉高压的患者原有脾大,在出血后暂时缩小,若不见脾恢复肿大提示出血未止。

**73. 如何监测上消化道大出血患者的病情?**

①监测生命体征。②监测意识状态。③观察皮肤温湿度、甲床色泽和周围静脉充盈情况。④记录液体出入量。⑤观察呕吐物和大便的性质、颜色及量。⑥定期复查血细胞比容、血红蛋白、红细胞计数、血尿素氮、血清电解质和酸碱平衡的变化。

**74. 消化道出血患者如何急救?**

①尽早为患者建立静脉通路,补充血容量,必要时建立两条静脉通路。②遵医嘱给予各种止血药、新鲜血或胶体液,备好抢救用物。③密切观察病情变化。保持呼吸道通畅,及时清理呼吸道分泌物。

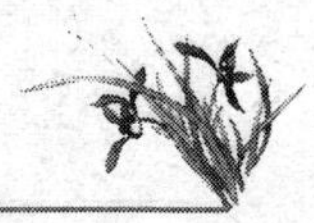

④出血期间应严格禁食，病情好转后据医嘱给予适当饮食。⑤做好心理护理。

**75. 中心静脉压的正常值是多少？其增高、降低的临床意义是什么？**

中心静脉压的正常值是8～12厘米水柱。中心静脉压低于5厘米水柱，提示有效循环血量不足，应快速补充血容量；中心静脉压高于15～20厘米水柱，提示有明显的心力衰竭，且有发生肺水肿的危险，应暂停输液或严格控制输液速度，酌情考虑给予快速洋地黄制剂等措施。

**76. 什么叫缺氧？**

机体组织器官的正常生理活动均须由氧化过程供给能量。当组织得不到充分的氧气或不能充分利用氧，以进行正常的代谢活动时，叫做缺氧。

**77. 小儿缺氧时用氧浓度多少为宜？**

30％～40％(2～4升/分钟)为宜。严重缺氧时可达50％(6～8升/分钟)。

**78. 缺氧对脑组织造成的损害有哪些？**

①脑血管自动调节功能丧失，脑血流量减少。②微血管管腔狭窄，微循环灌注受限。③脑细胞代

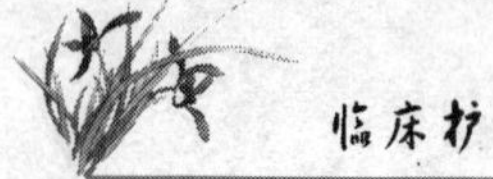



谢紊乱、脑水肿。④二氧化碳蓄积，渗透压升高，加重脑水肿。

**79. 脑复苏的措施有哪些？**

①维持血压。②呼吸管理。③降温。④脑复苏药物的应用。⑤高压氧应用。

**80. 脑复苏为什么要应用脱水药？常用的脱水药有哪几种？**

为了防止脑水肿，在降温和维持血压平稳的基础上，宜及早应用脱水药。通常选用呋塞米或20%甘露醇。

**81. 甲状腺危象的临床表现及抢救原则有哪些？**

(1)临床表现：①危象前期。体温在39℃以下，脉搏120～150次/分钟，患者有多汗、烦躁、嗜睡、食欲减退、恶心、体重明显减轻。②危象期。体温在39℃以上，脉率＞160次/分钟，有大汗淋漓、谵妄、呕吐、腹泻，甚至脱水、昏迷。

(2)抢救原则：①立即给予抗甲状腺素合成药物，如甲基或丙基硫氧嘧啶及他巴唑等。②给予碘剂以抑制甲状腺素进入血液。③迅速控制高热症状。④控制心动过速。⑤对症治疗，如呼吸困难者吸氧；烦躁不安者给予镇静药；适当输入葡萄糖盐

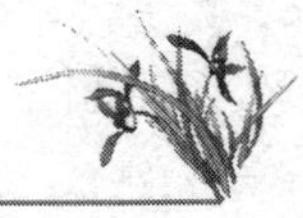



水，纠正脱水、补充热能，同时补给大量B族维生素、维生素C；休克时行抗休克治疗。

## 82. 如何预防和护理甲状腺危象患者？

(1)预防：①避免诱因。指导患者自我心理调整，避免感染、严重精神刺激、创伤等诱发因素。②病情观察。密切观察患者生命体征、神志等变化。若原有甲状腺功能亢进症状加重，并出现严重乏力、烦躁、高热、多汗、心悸等应警惕甲状腺危象发生，立即报告医生并协助处理。

(2)护理：①卧床休息、给氧，迅速建立静脉通路。②遵医嘱及时准确用药，如甲基或丙基硫氧嘧啶及甲巯基咪唑等；给予碘剂以抑制甲状腺素进入血液；迅速控制甲状腺危象；同时积极准备好抢救物品。③密切观察生命体征和病情变化，控制心动过速；准确记录24小时出入液量。④体温过高者给予物理降温，迅速控制高热症状。⑤躁动不安者使用床挡，保证安全，必要时给予镇静药。⑥昏迷者加强皮肤、口腔护理，定时翻身，预防压疮、肺炎等并发症。

## 83. 什么是糖尿病酮症酸中毒？

糖尿病酮症酸中毒是指糖尿病代谢紊乱加重时，脂肪分解加速，大量脂肪酸在肝脏经β氧化产生大量乙酰乙酸、β-羟丁酸和丙酮，三者统称为酮体。酸性的血清酮体积聚超过肝外组织的氧化能力时，大量消耗体内储备碱，引起代谢性酸中毒。

## 84. 什么是癫痫持续状态?

又称癫痫状态，是指一次癫痫发作持续 30 分钟以上不能自行缓解，或连续多次发作、发作间期意识或神经功能未回复至正常水平。

## 85. 癫痫持续状态的急救护理措施有哪些?

①尽快控制发作。迅速建立静脉通路，遵医嘱给予地西泮 10～20 毫克缓慢静脉注射。②保持呼吸道通畅。取平卧位头偏向一侧，解开衣领、领带和腰带；及时吸痰，清除口鼻分泌物；备好气管切开包和人工呼吸器，随时协助气管切开和人工辅助呼吸。③纠正脑缺氧。立即给予高流量持续吸氧，防止脑水肿。④预防和控制并发症。抽搐发作时做好安全防护，切勿强行按压肢体，防止骨折和关节脱臼；有牙关紧闭者应放置牙垫，防止舌咬伤；高热者做好降温、皮肤和口腔护理。⑤病情监测。严密观察患者意识、瞳孔及生命体征；观察抽搐发作的持续时间与频率；观察发作停止后患者意识恢复状态，以及血酸碱度和电解质的变化、抗癫痫药物的血药浓度等。

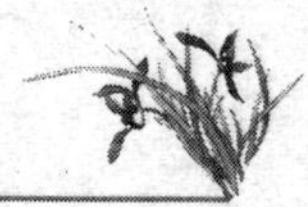

**86. 什么是脑膜刺激征？**

脑膜刺激征为脑膜受激惹的表现，包括颈强直、凯尔尼格征、布鲁斯津征等。常见于脑膜炎、脑炎、脑水肿和颅内压增高等。

**87. 如何划分意识障碍的程度？**

以觉醒度改变为主的意识障碍通常分为嗜睡、昏睡、浅昏迷和深昏迷。

**88. 脑疝的先兆表现有哪些？**

脑疝的先兆表现有剧烈头痛、喷射状呕吐、躁动不安、血压升高、脉搏减慢、呼吸不规则、意识障碍加重、一侧瞳孔散大和对光反射迟钝等。

**89. 脑疝发作时如何进行紧急处理？**

应用脱水药降低颅压；高流量吸氧；保持呼吸道通畅；备好吸引器、气管切开包、气管插管和脑室穿刺引流包等。

**90. 观察瞳孔时应注意些什么？**

应注意两侧瞳孔的大小是否等圆、等大。观察时将手电光源从侧面迅速移向瞳孔并立即离开瞳孔，避免光照强度不一、反应不准确。

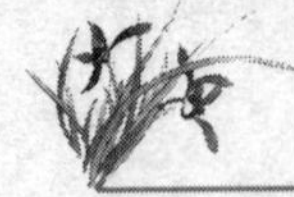



**91. 脑疝，阿托品、吗啡、敌敌畏、水合氯醛中毒，蛛网膜下隙出血时，瞳孔有何变化？**

脑疝时双侧瞳孔大小不等(忽大忽小)；阿托品中毒时，双侧瞳孔散大；吗啡、敌敌畏、水合氯醛中毒时，双侧瞳孔缩小；蛛网膜下隙出血时，一侧瞳孔散大，对光反射消失。

**92. 什么是机械通气？**

机械通气是指用人工方法或机械装置的通气交替、控制或辅助患者呼吸，以达到增加通气量、改善气体交换、减轻呼吸功能消耗、维持呼吸功能等为目的的一系列措施。

**93. 呼吸机临床应用时如何设置基本参数？**

四大基本参数包括：潮气量、压力、流量、时间(含呼吸频率、呼吸比)。

(1)潮气量：成人潮气量一般为 5～15 毫升/千克体重，8～12 毫升/千克体重为最常用的范围，还要根据胸部起伏、听诊两肺进气情况、血气分析进一步调节。

(2)吸呼频率：接近生理呼吸频率。新生儿 40～50 次/分钟，婴儿 30～40 次/分钟，年长儿 20～30 次/分钟，成人 16～20 次/分钟。潮气量×呼吸

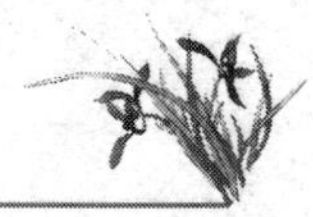



频率=每分通气量。

(3)吸呼比:一般为 1∶1.5～2。

(4)压力:一般指气道峰压,当肺部顺应性正常时,吸气压力峰值一般为 0.98～1.96 千帕(7.35～14.7 毫米汞柱)。肺部病变轻度为 1.96～2.45 千帕(14.7～18.4 毫米汞柱),中度为 2.45～2.49 千帕(18.4～18.7 毫米汞柱),重度为 2.94 千帕(22.1 毫米汞柱)以上,呼吸窘迫综合征、肺出血时可达 5.88 千帕(44.1 毫米汞柱)以上。但一般在 2.94 千帕(22.1 毫米汞柱)以下,新生儿较上述压力低 4.9 千帕(36.8 毫米汞柱)。

(5)呼气末正压:使用呼吸机通气的患儿一般给呼气末正压 0.02～0.29 千帕(1.5～2.12 毫米汞柱)是符合生理状况的,当严重换气障碍时(呼吸窘迫综合征、肺水肿、肺出血)需增加呼气末正压,一般在 0.39～0.98 千帕(2.93～7.35 毫米汞柱),病情严重者可达 1.47 千帕(11 毫米汞柱),甚至 1.97 千帕(14.78 毫米汞柱)以上。当吸氧浓度超过 60%时,如动脉血氧分压仍低于 10.66 千帕(80 毫米汞柱),应以增加呼气末正压为主,直到动脉血氧分压超过 10.66 千帕(80 毫米汞柱)。呼气末正压每增加或减少 0.01～0.02 千帕(0.075～0.15 毫米汞柱),都会对血氧产生很大影响,这种影响数分钟内即可出现,减少呼气末正压应逐渐进行,并注意监测

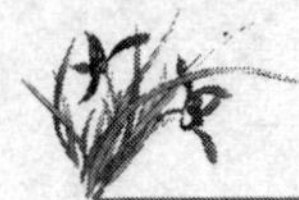


血氧变化。

(6)流速：一般 4～10 升/分钟。

(7)吸氧浓度：一般不宜超过 50%～60%，目标是以最低的吸氧浓度使动脉血氧分压大于 8.0 千帕(60 毫米汞柱)，既要纠正低氧血症，又要防止氧中毒。如超过 60%，吸氧时间应小于 24 小时。如给氧后发绀不能缓解可加用呼气末正压。复苏时可用 10%氧气，不必顾及氧中毒。

(8)触发灵敏度：目前呼吸机吸气触发机制有压力触发和流量触发两种。一般情况下，压力触发的设置灵敏度设置在－0.05～0.15 千帕(－0.375～1.125 毫米汞柱)，而流量触发的灵敏度设置在 1～3 升/分钟。

**94. 如何对机械通气的患者进行气道湿化？**

加温湿化效果最好，将呼吸机湿化罐中的水温调节至 50℃左右，此时出口处气体温度为 35℃～37℃，不超过 40℃。湿化液只能用蒸馏水。也可行气管内直接滴注，特别是气道有痰痂阻塞时，滴注后应反复拍背、吸痰，常能解除通气不良。

**95. 呼吸机临床应用时有哪些常见的报警？其原因分别是什么？**

①气道高压报警。气管、支气管痉挛，气道内黏

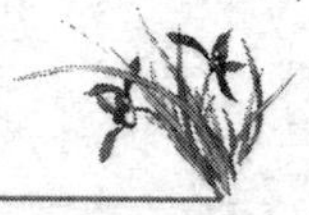



液滞留,气管套管位置不当,患者肌张力增加,气道高压报警上线过低。②气道低压报警。患者脱机、呼吸机管道或连接处漏气。③通气不足报警。机械故障、管道连接不好、人工气道漏气。④吸氧浓度报警。空气-氧气混合器失灵、氧电池耗尽、认为设置有误。

**96. 保持气道通畅的方法有哪些?**

保持气道通畅的方法:有效咳嗽咳痰、超声雾化吸入疗法、胸部叩击法、体位引流法和机械吸痰法。

**97. 烧伤面积的计算方法有几种?如何评估?**

新九分法:①成人。头颈部占9%,其中发部3%、面部3%、颈部3%;双上肢占18%,其中双上臂7%、双前臂6%、双手5%;双下肢占46%,其中双臀5%、双大腿21%、双小腿13%、双足7%;躯干26%、会阴1%。②小儿。头颈部9+(12-年龄)%,双上肢18%,躯干27%,双下肢46-(12-年龄)%。

**98. 住院患者发生坠床,护士的急救措施有哪些?**

①护士应立即到患者身边,通知医生检查患者坠床的着力点。②迅速检查全身和局部受伤情况,初步判断有无危及生命的症状、骨折或肌肉、韧带损

伤等情况并做好记录。③配合医生对患者进行检查。④根据伤情继续下一步治疗。

**99. 当患者误吸时,护士的急救措施有哪些?**

①患者神志清楚时给予站立身体前倾位,医护人员一手抱住上腹部,另一手拍背。②患者处于仰卧位时将头偏向一侧,给予按压腹部,同时用负压吸引器进行吸引。③将患者处于俯卧位,进行拍背。④在抢救过程中要观察误吸者面色、呼吸、神志等情况。⑤如有异常及时通知医生。

**100. 患者突然发生病情恶化时的急救处理有哪些?**

①立即呼叫医生,同时采取必要的急救措施,争分夺秒进行抢救。②根据病情准备药品、器材。③遵医嘱做好抢救工作,抢救中用过的药瓶要保留,以备再次查对。④在抢救结束后 6 小时内如实补记护理抢救记录。

**101. 什么是休克,其临床表现有哪些?**

休克是急性循环功能不全所致的一组综合征,常是临床各种严重疾病的并发症。

休克临床表现分为三期。

(1)休克早期:患者神志清楚,但烦躁不安,面色

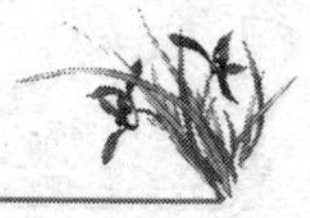

苍白，四肢湿冷，出冷汗，伴轻度发绀，心率增快，血压正常或偏低，脉压缩小，尿量减少。

(2)休克中期:表情淡漠，反应迟钝，意识模糊，面色青灰，发绀加重，脉细弱，血压下降，脉压明显缩小，口渴明显，少尿或无尿。

(3)休克晚期:因弥散性血管内凝血和广泛内脏器质性损害引起出血和衰竭的临床表现，如皮肤黏膜广泛出血、呕血、便血等，以及心、脑、肾、肾上腺皮质功能衰竭，急性呼吸衰竭。

**102. 观察休克患者的要点有哪些?**

①意识和表情。②皮肤色泽、温度、湿度。③周围静脉充盈度。④血压及脉压差。⑤脉率。⑥呼吸频率及深度。⑦尿量及比重。⑧中心静脉压。

**103. 药物过敏性休克急救措施有哪些?**

①立即停止使用引起过敏的药物，就地抢救，并报告医生。②立即平卧并遵医嘱给予肾上腺素。③给予氧气吸入，呼吸抑制时给予人工呼吸，喉头水肿影响呼吸时立即准备气管插管，必要时配合施行气管切开。④迅速建立静脉通路，补充血容量。⑤心脏骤停时立即给予心肺复苏术。⑥密切观察生命体征变化，及时记录。

### 104. 动脉血气分析的正常值是多少?

动脉血气分析参考值:①酸碱度(pH值):7.40(7.35～7.45)。②二氧化碳分压($PaCO_2$):4.7～6.0千帕。③氧分压($PaO_2$):10.66～13.33千帕。④实际碳酸氢盐(AB):22～27毫摩/升(22～27摩离子/升)。⑤碱剩余(BE):－3～＋3毫摩/升(－3～＋3摩离子/升)。⑥标准碳酸氢盐(SB):22～27毫摩/升(22～27摩离子/升)。⑦氧饱和度($SpO_2$):95%以上。

### 105. 除颤仪的具体操作方法是什么?

除颤仪的操作步骤:①向患者家属说明病情及除颤事宜,征得家属同意。②患者平卧于硬板床上或背部垫木板,检查并除去患者身体上的金属及导电物质,松解衣扣暴露胸部,连接心电监护仪(避开除颤部位)。③打开除颤仪开关,选择功率(一般首选200焦耳)及非同步电复律。④选择电击部位,胸骨右缘第2～3肋间和心尖部。⑤用酒精纱布将电击部位皮肤去脂,范围大于电极板面积,避开监护导联线及电极膜,用干纱布擦干,保持皮肤干燥。⑥将导电糊涂于电极板上,不可涂到手柄上,两只除颤电极板相互轻轻地摩擦,使导电糊涂抹均匀,右手将充电键扳至选择功率位,然后双手用力将电极板紧压

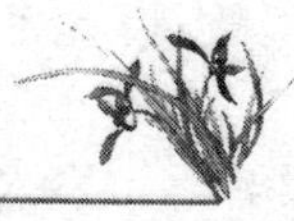

皮肤，双手拇指同时按压电极手柄上的按钮，放电除颤。⑦放电后立即观察心电活动，心脏听诊，无效时可重复电击，最大功率不超过 360 焦耳。⑧复律成功，关闭电源。帮助患者取舒适卧位，用纱布擦净皮肤，整理床单及用物，擦净电极板备用。继续观察病情变化。

**106. 病危患者应该怎样进行抢救？**

（1）病房内：①将患者安置在抢救室，迅速评估病情，病情危重者请旁人呼救告急、开放所有救援通道、通知相关人员到场，如有家属则回避。②在场者立即评估呼吸和循环，如无呼吸，开放气道，简易呼吸器人工呼吸；如无循环，行胸外心脏按压。③病重患者迅速测血压、吸氧、建立静脉通路、抽血检验（血、尿常规，急诊生化，心肌酶谱，乳酸，血气分析等）、床旁心电图、心电血压血氧监护（以上项目在 10 分钟内完成）。④必要时吸痰、导尿，做气管插管或者气管切开、上呼吸机准备（用物准备，急救车，相关操作人员）。⑤执行医嘱（口头医嘱必须复述一遍，特殊药品双人核对，安瓿暂保留，待查对后方可丢弃）。⑥做好抢救登记。⑦抢救完毕，整理物品，及时核对药物，补齐抢救药品及用物，使之处于完好备用状态。

（2）转运过程中：对于重症患者，转运过程需要有医生、护士在场陪同：①发现患者突然意识丧失(或伴惊厥)，迅速判断是否心脏骤停。②置患者于硬板床呈仰卧位，触颈动脉搏动消失，立即右手拳击患者胸骨中点一次。③触颈动脉仍无搏动，基础生命支持(BLS)及高级生命支持(ACLS)并举。④开放气道、吸痰、人工呼吸，气管插管、气管切开或呼吸机通气(给高浓度氧或纯氧)；持续心脏按压术(每分钟80～100次)。⑤接心电除颤监护仪，示室颤即反复除颤，电能为200～360焦耳；示停搏即紧急起搏。⑥开放静脉通道(两条)，使用肾上腺素、阿托品等复苏药及肾上腺皮质激素、碱性药物、抗颤剂等。⑦必要时导尿，查尿常规、比重，记尿量；采血，查血气、电解质等。⑧复苏成功或终止抢救，详细记录抢救经过。

**107. 氧中毒的临床表现是什么？怎样进行处理？**

(1)氧中毒的临床表现：胸骨下疼痛、灼热感、眩晕、恶心、烦躁不安、干咳、面色苍白、进行性呼吸困难、血压下降等。

(2)氧中毒一般分为三种：

①肺型氧中毒。开始为鼻黏膜充血，有发痒感觉。即可出现口干、咽痛、咳嗽、胸骨后不适；发生频繁咳嗽、吸气时胸骨后灼痛；胸骨后剧痛、难以控制的咳嗽，肺活量已出现下降，危及生命。

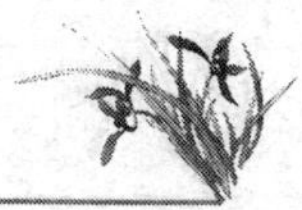

②脑型氧中毒。最初出现额、眼、鼻、口唇及面颊肌肉纤维性颤动,也可累及手的小肌肉;面色苍白、有异味感。继而可有恶心、呕吐、眩晕、大汗、流涎、上腹部紧张;也可出现视力丧失、视野缩小、幻视、幻听;还会有心动过缓、心悸、气哽、指(趾)端发麻、情绪反常(忧虑、抑郁、烦躁或欣悦)。接着出现极度疲劳、嗜睡、呼吸困难等。少数情况还可能发生虚脱。

③眼型氧中毒。主要表现为视网膜萎缩。早产婴儿在恒温箱内吸氧时间过长,视网膜有广泛的血管阻塞、成纤维组织浸润、晶状体后纤维增生,可因而致盲。

(3)氧中毒的处理:避免长时间、高浓度氧疗,并且在氧疗过程中经常做血气分析,动态观察氧疗的治疗效果。

轻者数小时即可恢复;重者用抗生素预防肺部感染,加强监护。主要是支持疗法促进肺部病变早日吸收。如患者存在气体交换困难,不用高压氧会出现缺氧,而用高压氧又进一步损伤肺组织,则应考虑使用体外循环装置进行肺外氧合的方法,既可补氧又可使肺得以恢复。

## 108. 抢救时应如何观察患者的病情变化?

(1)病情观察的方法:病情观察是医务人员通过

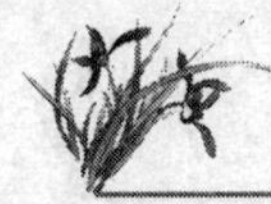



视、触、嗅、听等方法及医疗仪器设备来获得患者资料的过程。病情观察是护士必须掌握的护理技巧，要求护理人员具有高度的责任心，渊博的医学知识，敏锐的观察力，为危重患者的抢救赢得时间。

(2)一般情况的观察

①发育和营养。发育以年龄、身高、智力、体重及第二性征之间的关系来比较是否正常。营养以皮肤、毛发、皮下脂肪、肌肉的发育来判断。

②表情与面容。疾病可使人的表情与面容出现痛苦、忧虑、疲惫等变化，某些疾病发展到一定程度，可出现特征性的面容与表情。

③姿势与体位。患者的姿势与体位和疾病密切相关，不同的疾病可使患者采取不同体位，如自动体位、被动体位、强迫体位。

④皮肤与黏膜。皮肤、黏膜的颜色、温湿度、弹性、有无出血、皮疹、水肿、黄疸、发绀等情况是反映身体健康状况的指标，应注意观察。

⑤呕吐物与排泄物。呕吐是指胃内容物经口呕出体外的一种复杂反射动作。应注意观察呕吐方式及呕吐物的性状、色、量、味。

⑥睡眠。观察睡眠的深浅度、时间、有无失眠等。

(3)生命体征的观察:生命体征是机体内在活动的客观反映，是衡量身心健康的基本指标。

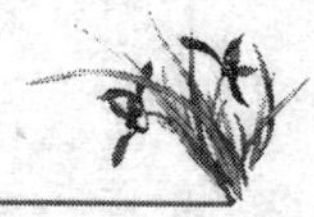

①体温。体温是指机体深部的平均温度。体温的正常值为：腋下温度 36.5℃(36℃～37℃)，口腔温度 37℃(36.3℃～37.2℃)，直肠温度 37.5℃(36.6℃～37.7℃)。

②脉搏。脉搏是心脏的收缩与舒张在表浅动脉上可以摸到的一次搏动。在正常情况下脉搏次数和心率是一致的，当脉率微弱难以测量或脉搏和心率不一致时(脉搏短促)，应分别测量脉率和心率，正常为 60～100 次/分钟。

③呼吸。呼吸是人体内外环境之间的气体交换。正常为每分钟 16～20 次，深度较均匀，有一定的节律。

④血压。血压是血液在血管内流动时对血管壁的侧压力。收缩压 12.0～18.7 千帕(90～140 毫米汞柱)，舒张压为 8～12 千帕(60～90 毫米汞柱)，脉压为 4.0～5.3 千帕(30～40 毫米汞柱)。

(4)意识的观察

①嗜睡。是轻度的意识障碍。患者持续地处于睡眠状态，能被唤醒，醒后能正确回答问题，但反应迟钝，停止刺激后很快入睡。

②意识模糊。意识障碍程度较嗜睡深，对周围环境漠不关心，答话简短迟钝，表情淡漠，对时间、地点、人物的定向力完全或部分障碍。

③昏睡。接近不省人事的意识状态，患者处于

熟睡状态，不易唤醒。较强刺激可被唤醒，醒后答非所问，且很快又入睡。

④昏迷。是严重的意识障碍，也是病情危急的信号。按其程度可分为：浅昏迷和深昏迷。

(5)瞳孔的观察：瞳孔的变化是颅内疾病、药物中毒等病情变化的一个重要指征。观察瞳孔应注意两侧的形状、大小、边缘对称性及对光反射等。正常瞳孔呈圆形，两侧等大、等圆，边缘整齐，在自然光线下直径2.5～4毫米，对光反射灵敏。

瞳孔对光反射的检查是用左手拇指和食指分开上下眼睑，露出眼球，用聚光手电筒直接照射瞳孔，以观察瞳孔对光线的反应是灵敏、迟钝或消失。正常人对光线反应灵敏，当光线照射瞳孔时，瞳孔立即缩小，移去光线或闭合眼睑后又可增大。用手电筒直接照射瞳孔时，瞳孔的大小不随光线刺激而变化，称为瞳孔对光反射消失，见于危重或深昏迷患者。

(6)心理状态的观察：心理状态的观察包括患者的语言与非语言行为，情感反应，对疾病的认识，价值观、信念等。危重患者的情感反应常见为焦虑、恐惧与忧郁。

**109. 气管插管适用于哪些患者？**

①因严重低氧血症和（或）高二氧化碳血症，或其他原因需要较长期机械通气，而又不考虑进行气

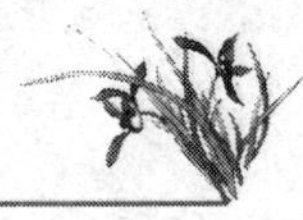



管切开的患者。②不能自行清除上呼吸道分泌物、胃内反流物和出血，随时有误吸危险的患者。③下呼吸道分泌物过多或出血需要反复吸引的患者。④上呼吸道损伤、狭窄、阻塞、气道食管瘘等影响正常通气的患者。⑤因诊断和治疗需要，在短时间内要反复插入支气管镜的患者，为了减少患者的痛苦和操作方便，也可以事先行气管插管。⑥患者自主呼吸突然停止，紧急建立人工气道行机械通气的患者。⑦外科手术和麻醉，如需要长时间麻醉的手术、低温麻醉及控制性低血压手术，部分口腔内手术预防血性分泌物阻塞气道、特殊手术体位的患者。

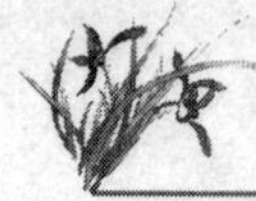



## 110. 成人基础生命支持包括哪些内容？

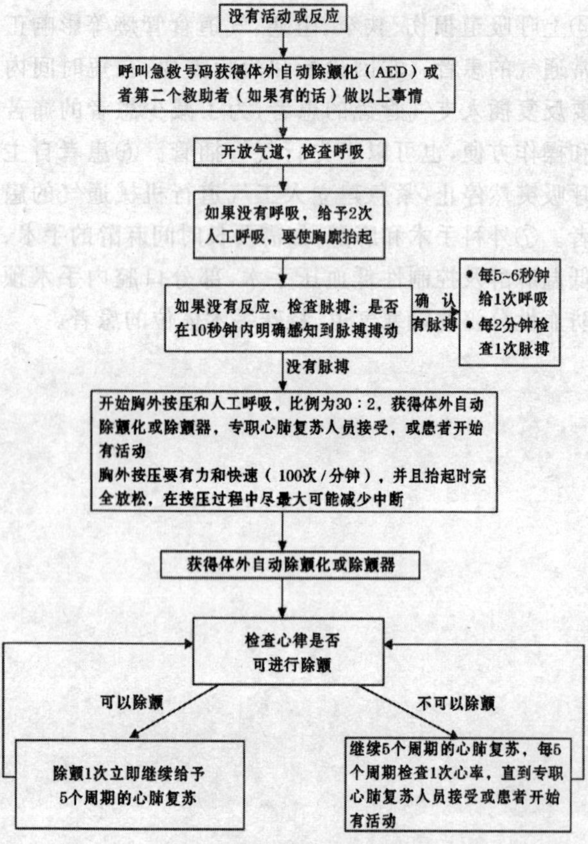

没有活动或反应

↓

呼叫急救号码获得体外自动除颤化（AED）或者第二个救助者（如果有的话）做以上事情

↓

开放气道，检查呼吸

↓

如果没有呼吸，给予2次人工呼吸，要使胸廓抬起

↓

如果没有反应，检查脉搏：是否在10秒钟内明确感知到脉搏搏动

→ 确认有脉搏：
- 每5~6秒钟给1次呼吸
- 每2分钟检查1次脉搏

↓ 没有脉搏

开始胸外按压和人工呼吸，比例为30：2，获得体外自动除颤化或除颤器，专职心肺复苏人员接受，或患者开始有活动
胸外按压要有力和快速（100次/分钟），并且抬起时完全放松，在按压过程中尽最大可能减少中断

↓

获得体外自动除颤化或除颤器

↓

检查心律是否可进行除颤

可以除颤 → 除颤1次立即继续给予5个周期的心肺复苏（→ 返回检查心律）

不可以除颤 → 继续5个周期的心肺复苏，每5个周期检查1次心率，直到专职心肺复苏人员接受或患者开始有活动（→ 返回检查心律）

成人基本生命支持流程图

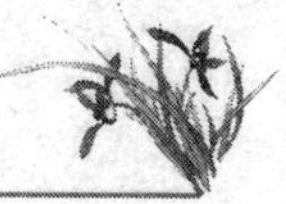

# 八、消毒隔离

## 1. 医院常用消毒方式有哪些？

紫外线、消毒剂(酸化水、过氧乙酸、含氯消毒剂、戊二醛、酒精)、湿热消毒。

## 2. 紫外线消毒适用范围是什么？

用于室内空气、物体表面和水及其他液体的消毒。

## 3. 紫外线用于空气消毒时有哪些要求？

①在室内无人的条件下，可采用正向(向下)照射；有人时，采用反光(向上)照射。

②适宜温度 20℃～40℃，相对湿度应低于60%。

③灯管设置应平均每 10 平方米面积 1 支 30 瓦灯管。

④照射时间不少于 30 分钟。

## 4. 紫外线消毒时要注意些什么？

①应保持灯管的清洁，每周用纯酒精棉块擦拭

1次，发现灯管有油污、灰尘时应随时擦拭。

②紫外线对人体有刺激，不可直接照射。

③紫外线照射纸张、棉织物等不易穿透的物品时应注意反面的照射。

④因紫外线光波不能折射，所以物品表面应平整清洁。

**5. 怎样监测紫外线消毒的效果？**

①紫外线辐照强度每月监测1次。

②将紫外线强度监测指示卡标注日期，用透明胶条粘贴在检测手册紫外线强度监测栏内备查。

③紫外线消毒应进行日常监测包括灯管应用时间、照射累计时间和使用者签名。

④紫外线强度计至少1年标定1次。

**6. 什么是酸性氧化电位水？**

将经过软化处理的自来水中加入微量的氯化钠（浓度小于0.1%），在有离子隔膜式电解槽中电解后，从阳极一侧得到的次氯酸为主要有效成分的酸性水溶液。

**7. 酸性氧化电位水消毒适用范围有哪些？**

酸性氧化电位水目前主要用于手、皮肤黏膜的消毒；也可用于餐饮具、瓜果蔬菜的消毒和物品表面

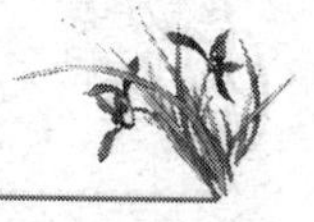



的消毒，以及内镜的冲洗消毒。

**8. 酸性氧化电位水的杀菌原理是什么？**

酸性氧化电位水杀菌的主要成分是次氯酸。次氯酸在反应过程中可产生活性羟基（－OH），活性氧（$O_2$）在 1 100 毫伏的氧化还原电位的条件下也可生成双氧水，进而生成－OH，而－OH 是一种强氧化剂，对细菌的核酸、蛋白质和代谢酶具有分解和灭活作用，导致微生物死亡。氧化还原电位和酸碱度（pH 值）起辅助维持有效氯浓度和杀菌作用，氧化还原电位和酸碱度（pH 值）达不到规定的要求，杀菌效果下降。

**9. 酸性氧化电位水使用时要注意什么？**

①在生成过程中有少量氯气产生，所以要开窗通风。

②酸性氧化电位水对光线敏感，水中所含有效氯浓度随着时间推移而下降，生成后原则应尽早使用。最好现用现配，需储存时应选用避光、密闭非金属材质的容器，室温密闭储存 3 天。冲洗或流水浸泡方式比涂布方式效果更好。

③每天监测酸碱度（pH 值）（正常值 2.0～3.0）；有效氯浓度（正常值 50～70 毫克/升）；氧化还原电位（ORP）大于 1 100 毫伏。

④氧化电位水对易氧化的金属有一定的腐蚀作用，在消毒金属物体时不要时间过长（在1小时之内），消毒后用自来水冲洗、干燥保存。

⑤物品消毒时应先彻底清除有机物，然后再消毒处理。

⑥不能和酒精类、洗涤剂等并用或混合使用，影响各自效果。

**10. 过氧乙酸适用范围有哪些？**

适用于耐腐蚀物品、环境及皮肤等的消毒与灭菌。

**11. 使用过氧乙酸消毒时需要注意什么？**

①过氧乙酸不稳定，应贮存于通风阴凉处，用前应测定有效含量，配制时以原液浓度为准。

②稀释液临用前配制。

③配制溶液时，忌与碱或有机物相混合。

④过氧乙酸对金属有腐蚀性，对针织物品有漂白作用。金属制品与针织物品经浸泡消毒后，即时用清水冲洗干净。

⑤使用浓溶液时，谨防溅入眼内或皮肤、黏膜上，一旦溅上要及时用清水冲洗。

⑥消毒被血液、脓液等污染的物品时，需适当延长作用时间。

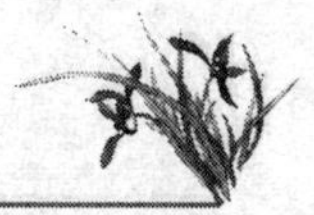



## 12. 使用含氯消毒剂消毒时需要注意什么？

①粉剂应于阴凉处避光、防潮、密封保存；水剂应于阴凉处避光、密闭保存。所需溶液应现配现用。

②配制漂白粉等粉剂溶液时，应戴口罩、手套。

③对金属有腐蚀作用，勿使用高浓度，作用时间不宜过长，消毒后，应尽快使用清水将残留的药物冲洗干净，以防被腐蚀。

④对金属器械消毒后，应用无菌蒸馏水冲洗干净，并擦干后使用。

⑤对针织物品有腐蚀和漂白作用，勿使用高浓度，作用时间不宜过长，不应做有色针织物品的消毒。

⑥用于消毒餐具，应即时用清水冲洗。

⑦消毒时，若存在大量有机物时，应提高使用浓度或延长作用时间。

⑧用于污水消毒时，应根据污水中还原性物质含量适当增加浓度。

## 13. 使用酒精消毒适用范围有哪些？需要注意什么？

适用于皮肤、环境表面及医疗器械的消毒等。酒精易燃，忌明火；必须使用医用酒精，严禁使用工业酒精消毒和作为原材料配制消毒剂。注意使用浓度，勿超过80%，也不低于70%；消毒前，应尽量将表面粘附的有机物清除干净，浸泡处理时，勿带有过多水份，以免使药液稀释而降低消毒效果；保存应放于有盖的容器内，以免有效成分挥发而影响消毒效果。

**14. 碘伏消毒适用范围有哪些？需要注意什么？**

(1)适用范围：适用于皮肤、黏膜等的消毒。

(2)注意事项：①碘伏应于阴凉处避光、防潮、密封保存。②碘伏对二价金属制品有腐蚀性，不应做相应金属制品的消毒。③消毒时，若存在有机物，应提高药物浓度或延长消毒时间。④避免与拮抗药物同用。

**15. 使用戊二醛消毒和灭菌的范围有哪些？**

适用于不耐热的医疗器械和精密仪器等消毒与灭菌。

**16. 戊二醛消毒和灭菌的使用方法是什么？**

(1)灭菌处理：常用浸泡法。将清洗、晾干待灭菌处理的医疗器械及物品浸没于装有戊二醛的容器中，加盖，浸泡10小时后，无菌操作取出，用无菌水冲洗干净，并在无菌条件下擦干后使用。

(2)消毒：用浸泡法，将清洗、晾干的待消毒处理

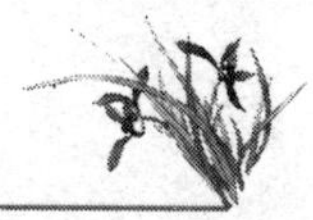

医疗器械及物品浸没于装有戊二醛的容器中，加盖，一般20～45分钟，取出后用灭菌水冲洗干净并擦干。

**17. 使用戊二醛消毒和灭菌注意事项有哪些？**

①戊二醛对手术刀片等碳钢制品有腐蚀性，使用前应先加入0.5%亚硝酸钠防锈。

②使用过程中应加强戊二醛浓度检测。

③戊二醛对皮肤、黏膜有刺激性，接触戊二醛溶液时应戴橡胶手套，防止溅入眼内或吸入体内。

④盛装戊二醛消毒液的容器应加盖，放于通风良好处。

**18. 医院消毒物品的有效期规定有哪些？**

①无菌台、无菌盘、无菌镊在洁净手术室使用期为24小时。

②普通诊室无菌台4小时、无菌盘12小时、无菌镊4小时。

③碘酒、酒精容器需高压蒸汽灭菌，每周更换2次。

**19. 病房各类用品表面受到病原菌污染时应采取哪些消毒方法？**

当室内各种用品的表面受到病原菌污染时必须采取严格的消毒处理。

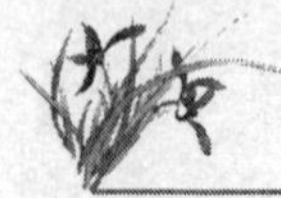


①用含有效氯 200～500 毫克/升的消毒溶液；含有效碘 250～500 毫克/升的碘伏，可擦拭或喷洒室内各种物品表面。

②紫外线灯照射。

**20. 污染便器消毒的流程是什么？**

用自来水冲洗便器干净后，再用 0.1%含氯消毒液浸泡 30 分钟。

**21. 空气消毒常用方法有哪些？**

病房自然通风、紫外线照射、酸化水喷雾。

**22. 最经济、最有效的改善空气质量的方法是什么？**

其方法是病房自然通风，因为自然通风可有效稀释病房空气中的细菌浓度，新鲜空气对改善病室污浊气味有良好的效果。

**23. 在进行病房自然通风时应注意什么？**

①进行自然通风时要避免气流直接吹向患者，要用窗帘等遮挡使气流更柔和，气温较低时注意患者保暖。

②根据需要和实际情况来确定开窗通风的次数，天气良好时可持续自然通风，在室内清洁、扫床、

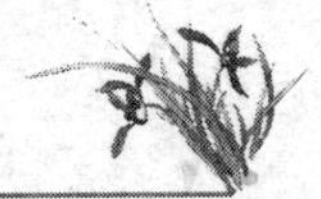


更换床单后应开窗通风。

③以下情况不适宜开窗通风,如大风、扬沙、气温过高或过低等恶劣天气条件、患者病情不允许、层流保护性隔离病房等。

**24. 换药室、治疗室的物品管理规定是什么?**

①换药室所有器械、药品、用具、敷料等定位放置,排列有序,定期检查。保养维修,保证使用,按管理制度执行。

②严格区分无菌、清洁、污染的物品,标志清楚。

③无菌物品按灭菌日期依次放入专柜,使用时遵守一人一套物品的原则,做到一人一用一灭菌。

④无菌包使用时必须严格检查,发现包外灭菌标签到失效期,或包内指示卡变色不均,或包内器械用品疑有污染或已被污染,必须立即停止使用,予以更换或重新灭菌。

⑤治疗车、换药车上层为清洁区,下层为污染区。

⑥开启的无菌溶液须注明时间,各种溶媒启封后超过 24 小时不得使用。

**25. 什么是中度危险性医疗器材?**

是指不直接进入人体内部、血管、组织,但与黏膜接触或进入机体与外界相通的管道的医疗器材。

如各种内镜、吸引管、呼吸管路、麻醉机管道、喉镜、压舌板、体温表等均要求消毒。

**26. 什么是高度危险性医疗器材?**

高度危险性医疗器材:是指进入人体内部,即进入血管、组织和体腔等无菌组织内的医疗器材,如手术器材和用品、各类穿刺针、各类穿刺包内的器材用品、敷料、介入性导管、输液器材、输血器材、透析器材、膀胱镜、腹腔镜、注射等用的各类器具,对这类器材均要绝对灭菌,最好采用压力蒸汽灭菌。不耐高温、高压的物品采用低温灭菌。

**27. 消毒供应室最常用的灭菌方法是什么?**

消毒供应室最常用的消毒方法是:压力蒸汽灭菌、干热灭菌、低温灭菌。

**28. 无菌物品的消毒供应流程是什么?**

污染物品回收→污染物品分类→污染物品清洗、消毒→消毒物品配置包装→灭菌处理→无菌储存→无菌物品发放。

**29. 无菌物品存放条件是什么?**

①无菌物品存放区应有专人管理,按规定着装,接触无菌物品前应洗手或手消毒,其他无关人员不

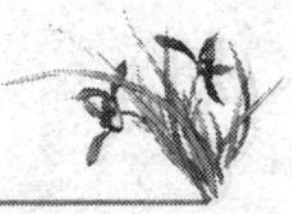



得入内。

②所有无菌物品均应仔细检查，符合要求后方可进入灭菌物品存放区储存。

③无菌物品存放区温度低于 24℃，相对湿度应小于 70％。

④无菌物品存放在洁净的柜内或存放架上；存放架（柜）必须离地面 20～25 厘米，离墙 5～10 厘米，距天花板 50 厘米。

⑤无菌物品应分类放置、位置固定、标识清楚，并按有效期顺序排列，严禁过期。

⑥消毒后直接使用的物品应干燥、包装后专架存放。

⑦已灭菌物品不得与未灭菌物品混放。

⑧无菌物品打开后的使用期为 24 小时。

**30. 使用纺织品材料包装的无菌物品有效期是怎样规定的？**

如果存放环境的温度低于 24℃，相对湿度小于 70％，有效期为 14 天；未达到环境标准，有效期为 7 天。

**31. 医用无纺布包装的无菌物品有效期为多长时间？**

有效期为 1 个月。

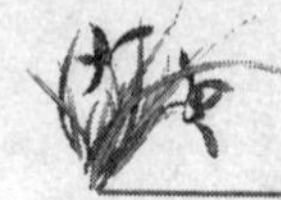



**32. 医用皱纸包装的无菌物品有效期为多长时间?**

有效期为 3 个月。

**33. 纸塑包装纸包装的无菌物品有效期为多长时间?**

有效期为 6 个月。

**34. 检查灭菌包是否合格有哪些内容?**

使用者检查并确认包内化学指示卡是否合格,器械干燥、洁净等,合格后方可使用。同时将包外标识留存或记录于手术护理记录单上。灭菌包外应有标识,内容包括物品名称、检查者姓名或编号、灭菌器编号、批次号、灭菌日期和失效日期。

**35. 什么是一次性无菌医疗物品?**

指出厂前经过灭菌处理、无菌、无热原、无溶血反应、无异常毒性等检验合格,在有效期内可直接进入人体组织内使用,并在一次性使用后及时进行无害化处理的医疗用品。

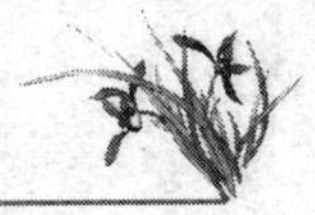

**36. 目前我国生产的一次性使用医疗用品采用什么方法进行灭菌?**

环氧乙烷、辐射灭菌。

**37. 一次性无菌医疗物品应在什么条件下存放?**

一次性无菌医疗用物品是经过消毒灭菌合格后进入医院。因而不同于一般产品,不宜随便放置。贮藏室内必须保持洁净,温度低于 24℃,相对湿度小于 70%,阴凉干燥。存放架(柜)必须离地面 20～25 厘米,离墙 5～10 厘米。

**38. 灭菌后的物品在什么情况下认为被污染,不能使用?**

手触摸感到潮湿,与潮湿物接触,包装松散。

**39. 临床常用消毒方法有哪些?**

临床常用消毒方法有以下内容。参见表 1。

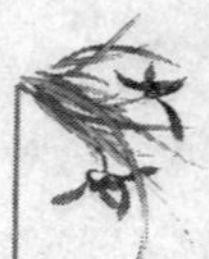



表 1 临床常用消毒方法

| 物品 | 含氯消毒剂 | 酒精 | 过氧乙酸 | 灭菌 | 其他 |
| --- | --- | --- | --- | --- | --- |
| 开口器、舌钳、压舌板、扩阴器等 | 0.05%浸泡 15 分钟 | | 0.1 毫克/升浸泡 10～30 分钟 | 高压 | |
| 吸引器、胃肠减压器等仪器 | 0.05%擦拭 | | | | |
| 连接管、吸引管、胃管、吸痰管 | 0.05%浸泡 30 分钟 | | | | |
| 血压计袖带、听诊器、热水袋、冰袋等 | 0.05%浸泡 30 分钟 | | | | 被患者血液污染后的血压计袖带应即刻消毒 |
| 体温表 | 0.05%浸泡 30 分钟 | 75%浸泡 30 分钟 | 0.2%浸泡 30 分钟 | | |
| 治疗车、换药车 | 0.05%擦拭 | | | | |
| 呼吸机的外表面 | 75%擦拭 | | | | |

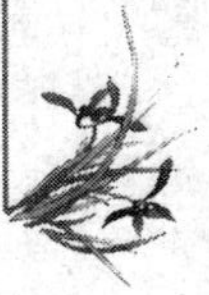

续表

| 物品 | 含氯消毒剂 | 酒精 | 过氧乙酸 | 灭菌 | 其他 |
| --- | --- | --- | --- | --- | --- |
| 氧气湿化瓶、呼吸机和麻醉机的螺纹管、氧气面罩、麻醉口罩、引流瓶 | 0.1%浸泡 30 分钟（不耐高温） |  |  | 高压 | 集中送供应室清洗消毒 |
| 传染病污染地面 | 0.1%擦拭 |  | 0.2%擦拭 |  |  |
| 病原菌污染墙面 | 酸化水喷雾或擦洗 |  |  |  |  |
| 物体表面卫生 | 0.05%擦拭 |  |  |  |  |
| 大小便器 | 0.1%浸泡 30 分钟 |  |  |  |  |

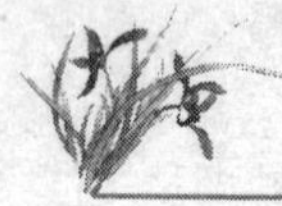



# 九、临床检验

**1. 何谓餐后2小时血糖？其正常值和临床意义是什么？**

正常人的血糖是相对恒定的，进食后大多在一定范围内波动，由于进餐引起血糖浓度增高，伴有胰岛素分泌增多。餐后2小时血糖值是诊断糖尿病的主要依据之一。

（1）餐后2小时血糖正常值：≤7.8毫摩/升。

（2）餐后2小时血糖临床意义：①若餐后2小时血糖浓度≥7.8毫摩/升且<11.1毫摩/升，考虑为糖耐量异常，应进行葡萄糖耐量试验。②若餐后2小时血糖浓度≥11.1毫摩/升，结合临床可诊断为糖尿病。

**2. 何谓口服葡萄糖耐量试验？其正常值和临床意义是什么？**

葡萄糖耐量试验是检查人体血糖调节功能的一种方法。口服葡萄糖耐量试验(OGTT)是指给患者口服75克葡萄糖，然后测其血糖变化，观察患者适

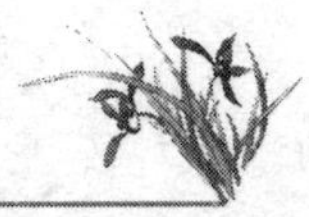

应葡萄糖的能力，正常人口服葡萄糖后，迅速由胃肠道吸收入血，30～60 分钟时血糖值达高峰，但一般不超过 8.9 毫摩/升。

(1)口服葡萄糖耐量试验正常值：空腹 3.9～6.1 毫摩/升；60 分钟 6.7～9.5 毫摩/升；120 分钟≤7.8 毫摩/升；180 分钟 3.9～6.1 毫摩/升。

(2)临床意义：①耐量增高。即血糖测量值低于正常值，见于胰岛 B 细胞瘤、垂体前叶功能减退症、甲状腺功能减退、慢性肾上腺皮质功能减退，以及功能性(特发性)低血糖症者(服糖 2～3 小时可发生低血糖反应，血糖下降至低值)。②耐量降低。即血糖测量值高于正常值，见于糖尿病，肾性糖尿。两者尿糖均为阳性，但前者耐量曲线高于正常且维持较久，而后者耐量曲线稍低于正常。此外，甲状腺功能亢进、皮质醇增多症、慢性胰腺炎，以及肝糖原代谢障碍等糖耐量亦降低。隐匿型糖尿病患者空腹血糖正常或稍高，口服糖后血糖急升＞10.1 毫摩/升，且高峰提前，2 小时后未降到正常水平，呈耐量降低，尿糖阳性。

**3. 何谓血清丙氨酸转氨酶？其正常值和临床意义是什么？**

血清丙氨酸转氨酶(ALT)存在于各组织细胞，以肝脏含量最多，其次是心肌细胞内，血清中酶活性

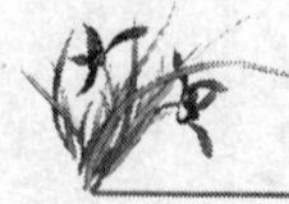



很低。当这些组织病变,细胞坏死或通透性增强时,细胞内酶释放入血,使血清中丙氨酸转氨酶活性增高。血清丙氨酸转氨酶测定主要用于肝脏病的诊断。

(1)血清丙氨酸转氨酶正常值:0～40 单位/升。

(2)血清丙氨酸转氨酶临床意义:血清丙氨酸转氨酶测定对肝炎的诊断、疗效观察和预后估计均具有重要价值。①急性肝炎显著升高,尤其对无黄疸、无症状肝炎的早期诊断更有帮助,其阳性率高,阳性出现时间较其他试验早,其活性的高低随肝病的进展和恢复而升降,据此可观察病情及预后。丙氨酸转氨酶持续处于高水平或反复波动,表示病变仍在进行或转为慢性肝炎。若黄疸加重,丙氨酸转氨酶反而降低,即所谓的“胆酶分离”现象,常是肝坏死的先兆。②慢性肝炎、肝硬化、肝癌等丙氨酸转氨酶活性轻度升高。③胆管疾病、心肌和骨骼肌损伤也可引起丙氨酸转氨酶升高。

**4. 何谓血清肌酐?其正常值和临床意义是什么?**

尿肌酐可以代表肾小球滤过率,由于肌酐清除较尿素快,故血液肌酐含量增高多在尿素增高之后。同时测定血尿素和肌酐有它独特的临床意义。肾脏轻度受损时,血清尿素增高比肌酐显著,而重度受损则相反。当严重的肾小管损害时,其比值可减

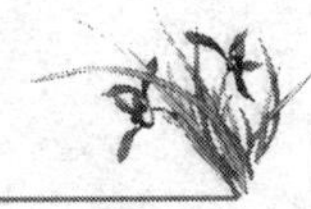



至 20∶1。所以,血清肌酐测定对晚期肾脏病诊断和疗效观察的意义大于血尿素。

(1)血清肌酐正常值:35～97 微摩/升。

(2)血清肌酐临床意义:①血肌酐增高。由于肾脏储备和代偿能力很强,故早期或轻度肾小球滤过功能受损时,血肌酐正常。只有当肾小球滤过功能降至正常人 1/3 时,血肌酐才明显增高,故不能反映早期肾功能受损,对晚期肾病临床意义较大。②血肌酐减少。主要见于进行性肌萎缩、贫血、白血病等。

**5. 何谓脂肪酶? 其正常值和临床意义是什么?**

脂肪酶主要来源于胰腺,是胰腺分泌的消化酶之一,是消化脂肪的酶,初入肠腔时活性很低,一经胆盐作用,活性即大大增加。

(1)脂肪酶正常值:28～280 单位/升。

(2)脂肪酶临床意义:脂肪酶增高:见于急性胰腺炎、慢性胰腺炎、胰腺癌或结石使胰管阻塞时、胆管疾病、胃穿孔、肝硬化、肠梗阻、十二指肠溃疡、乳腺癌、软组织损伤、急性或慢性肾脏疾病、内镜逆行胰腺造影,以及摄入吗啡及某些胆碱功能性药物时。急性胰腺炎发病后 4～8 小时脂肪酶出现增高,24 小时达高峰,8～14 天后逐渐恢复正常。

**6. 何谓甘油三脂？其正常值和临床意义是什么？**

甘油三脂是由甘油和脂肪酸所构成的酯。各种甘油三脂的甘油部分都相同，而脂肪酸部分可相同也可不同。

(1)甘油三脂正常值：0.45～1.81 毫摩/升。

(2)甘油三脂临床意义：①甘油三脂增多。见于冠心病、心肌冠状动脉粥样硬化、高血压病、糖尿病、肾病综合征等。＞2.26 毫摩/升为增高，称高甘油三脂血症。肥胖的人，其甘油三脂往往偏高。②减少。常见于甲状腺功能亢进、肾上腺皮质功能低下、肝实质病变、慢性阻塞性肺病、脑梗死、恶病质、原发性低密度脂蛋白(β 脂蛋白)缺乏症及消化不良。

**7. 何谓胆固醇酯？其正常值和临床意义是什么？**

血内存在的胆固醇有两种形式：一为游离胆固醇；另一为胆固醇与脂肪酸结合的胆固醇酯。

(1)胆固醇酯正常值：2.34～3.38 毫摩/升(占总胆固醇 60％～80％)。

(2)胆固醇酯临床意义：①增高。见于胆道梗阻、甲状腺功能减退、高脂血症和动脉粥样硬化等。②减低。见于严重肝病、甲状腺功能亢进、严重感染和营养不良等。

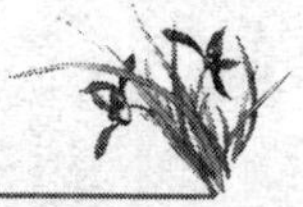



**8. 何谓胆碱酯酶？其正常值和临床意义是什么？**

胆碱酯酶(CHE)是肝合成而分泌入血的，它们和血浆白蛋白一样，是肝合成蛋白质功能的指标。胆碱酯酶的主要功能为催化乙酰胆碱的水解。

(1)胆碱酯酶正常值：4 000～13 000 单位/升。

(2)胆碱酯酶临床意义：①增高。见于神经系统疾病、甲状腺功能亢进、糖尿病、高血压、支气管哮喘、Ⅳ型高脂蛋白血症、肾衰竭等。②减低。见于有机磷中毒、肝炎、肝硬化、营养不良、恶性贫血、急性感染、心肌梗死、肺梗死、肌肉损伤、慢性肾炎、皮炎及妊娠晚期等，以及摄入雌激素、皮质醇、奎宁、吗啡、可待因、可可碱、氨茶碱、巴比妥等药物。

**9. 何谓血尿酸？其正常值和临床意义是什么？**

尿酸(Ura)为体内核酸中嘌呤代谢的终末产物。血中尿酸除小部分被肝脏破坏外，大部分被肾小球过滤。

(1)血尿酸正常值：145～420 微摩/升。

(2)血尿酸临床意义：增加。见于痛风、急性或慢性肾小球肾炎、肾结核、肾盂积水、子痫、慢性白血病、红细胞增多症、摄入过多含核蛋白食物、尿毒症肾炎、肝脏疾患、氯仿和铅中毒、甲状腺功能减低、多发性骨髓瘤、白血病等。

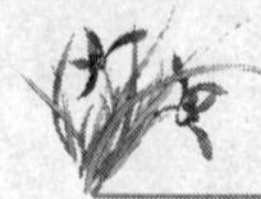



**10. 何谓血细胞分析？其正常值和临床意义是什么？**

血细胞分析又名血五项分类、血17项。

其主要项目的正常值：

(1)白细胞计数(WBC)：是指计数单位体积血液中所含的白细胞数目。旧称白血球，是机体防御系统的重要组成部分。

白细胞计数正常值：成人：$(4.0 \sim 10.0) \times 10^9$/升。

白细胞计数临床意义：白细胞计数值的高低可提示累及白细胞系统的疾病。白细胞计数增多，见于急性感染、尿毒症、严重烧伤、急性出血、组织损伤、大手术后、白血病等。白细胞计数减少，见于伤寒及副伤寒、疟疾、再生障碍性贫血、急性粒细胞缺乏症、脾功能亢进，以及X线、放射性核素照射，使用某些抗癌药物等。

(2)红细胞计数(RBC)：是指单位体积血液中所含的红细胞数目，对于提示累及红细胞系统的疾病有重要意义。

红细胞计数正常值：男性$(4.0 \sim 5.5) \times 10^{12}$/升；女性$(3.5 \sim 5.0) \times 10^{12}$/升；新生儿$(6.0 \sim 7.0) \times 10^{12}$/升。

红细胞计数临床意义：红细胞计数值增多，可见

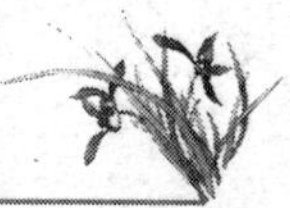



于以下情况:①慢性肺源性心脏病、先天性心脏病、肺气肿及心力衰竭等。②真性红细胞增多症。③严重脱水、大面积烧伤。④慢性一氧化碳中毒。⑤肾癌、肾上腺肿瘤等。

(3)血红蛋白浓度(Hb):指单位(升)血液内所含的血红蛋白的量,又称血色素,是红细胞的主要组成部分,能与氧结合,运输氧和二氧化碳。

血红蛋白浓度正常值:男性 120～160 克/升(12.0～16.0 克/分升);女性 110～150 克/升(11.0～15.0 克/分升);新生儿 170～200 克/升(18.0～19.0 克/分升)。

血红蛋白浓度临床意义:血红蛋白增高、降低的临床意义基本和红细胞计数的临床意义相似,但血红蛋白能更好地反映贫血的程度。

血红蛋白增多有以下情况:①生理性增多。见于高原居民、胎儿和新生儿,剧烈活动、恐惧、冷水浴等。②病理性增多。见于严重的先天性及后天性心肺疾患和血管畸形,如法洛四联症、青紫型先天性心脏病、阻塞性肺气肿、肺源性心脏病、肺动脉或肺静脉瘘及携氧能力低的异常血红蛋白病等;也见于某些肿瘤或肾脏疾病,如肾癌、肝细胞癌、肾胚胎瘤及肾盂积水、多囊肾等。

血红蛋白减少见于以下情况:其一,生理性减少。3 个月的婴儿至 15 岁以前的儿童,主要因生长

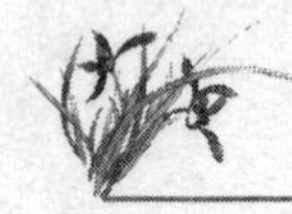



发育迅速而致的造血系统造血的相对不足，一般可较正常人的低10%～20%。妊娠中期和后期由于妊娠血容量增加而使血液被稀释，老年人由于骨髓造血功能逐渐降低，可导致红细胞和血红蛋白含量减少。其二，病理性减少。骨髓造血功能衰竭，如再生障碍性贫血、骨髓纤维化所伴发的贫血；因造血物质缺乏或利用障碍所致的贫血，如缺铁性贫血、叶酸及维生素 $B_{12}$ 缺乏所致的巨幼细胞性贫血；因红细胞膜、酶遗传性的缺陷或外来因素所致红细胞破坏过多而导致的贫血，如遗传性球形红细胞增多症、海洋性贫血、阵发性睡眠性血红蛋白尿、异常血红蛋白病、免疫性溶血性贫血、心脏体外循环的大手术或某些生物性和化学性等因素所致的溶血性贫血，以及某些急性或慢性失血所致的贫血。

**11. 何谓血氧饱和度？其正常值和临床意义是什么？**

血氧饱和度指血红蛋白被氧饱和的百分比，即血红蛋白的氧含量与氧结合量之比乘以100%，主要取决于动脉血氧分压($PaO_2$)。血氧饱和度间接反映血液氧分压的大小，是了解血红蛋白氧含量程度和血红蛋白系统缓冲能力的指标。它受血液氧压与血液酸碱度影响，当氧分压低时，血氧饱和度亦低；当氧分压高时，血氧饱和度亦高。抽动脉血，用

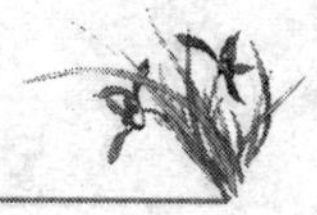

血气分析仪测定。

(1)血氧饱和度正常值:0.90～1.00。

(2)血氧饱和度临床意义:①降低。见于肺气肿等缺氧性肺部疾病、循环性缺氧、组织性缺氧。②升高。见于高压氧治疗。

**12. 何谓血氧含量?其正常值和临床意义是什么?**

氧含量是指血液与空气隔绝条件下血中氧的含量,包括物理溶解和化学结合两部分,反映血标本中氧的实际含量。血氧含量由血红蛋白含量和它们之间的结合程度所决定。

(1)血氧含量正常值:动脉血 150～230 毫升/升;静脉血 110～180 毫升/升。部位不同,静脉血氧含量可有很大的差别。同一人的动脉血氧含量约比静脉血氧含量高 50 毫升/升,男性比女性高。

(2)血氧含量临床意义:动脉血、静脉血氧含量都降低见于各类贫血、空气稀薄、供氧不足、呼吸道受压或阻塞、肺炎、肺水肿和右向左分流的先天性心脏病等;静脉血氧含量降低见于局部血液淤滞、休克、心力衰竭等。氰化物中毒时,由于组织摄氧能力降低,静脉血氧含量可不减少。动静脉瘘时,其向心端血氧含量增加。巨肢症者,患病肢体血氧含量明显高于正常肢体。心导管检查时,由于上腔静脉的血来自头部和上肢,含氧量较下肢血的氧含量低,可

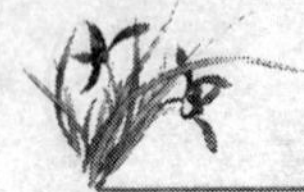



相差10～30毫升/升，冠状静脉窦含氧量最低；因右心血来自以上几处，有层流存在，所以右心室各部的氧含量有差别。正常的差限度是：右心房与上腔静脉差<19毫升/升；右心房与右心室差<9毫升/升；肺动脉与右心室差<5毫升/升。如差值超过此限，可能存在心内左向右的分流，故可将此差值作为诊断房间隔缺损、室间隔缺损和动脉导管未闭等先天性心脏病的依据。

**13. 何谓类风湿因子？其正常值和临床意义是什么？**

类风湿因子(RF)是一种以变性免疫球蛋白G(IgG)为靶抗原的自身抗体，无种属特异性。类风湿因子有IgG、IgA、IgM、IgD、IgE 5种类型，检测RF对类风湿关节炎(RA)的诊断、分型和疗效观察有重要意义。

(1)类风湿因子正常值：<20单位/毫升。

(2)类风湿因子临床意义：①类风湿关节炎患者血清中高效价的类风湿因子存在并伴有严重的关节功能受限时，常提示预后不良。②各类免疫球蛋白中，IgG-RF与类风湿关节炎患者的滑膜炎、血管炎和关节炎症状密切相关；IgA-RF见于类风湿关节炎、硬皮病等，是类风湿关节炎临床活动性的一个指标。③在非类风湿关节炎(RA)患者中，类风湿因子

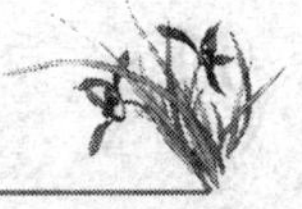

的阳性率随年龄的增长而增加，但这些人以后发生非类风湿关节炎者极少。

**14. 何谓抗链球菌溶血素“O”试验？其正常值和临床意义是什么？**

抗链球菌溶血素“O”试验即ASO试验，链球菌溶血素是溶血性链球菌的代谢产物之一。人体在感染该型链球菌后，血清中可出现大量的抗链球菌溶血素“O”(ASO)抗体。

(1)抗链球菌溶血素“O”试验正常值：成人：<116单位/毫升；新生儿：<100单位/毫升；青少年：166～250单位/毫升。

(2)抗链球菌溶血素“O”临床意义：①抗“O”值超过400单位，提示有过溶血性链球菌感染。因此，凡由此菌感染所引起的疾病会使抗“O”值增高。由于抗“O”与血沉的变化均无特异性，即使抗“O”、血沉都增加情况下，对活动性风湿病的诊断仍应结合临床表现考虑。②某些与溶血性链球菌无明显关系的疾病，抗“O”值也可增加，如少数肝炎、肾病综合征、结核病、结缔组织疾病、亚急性感染性心内膜炎及某些过敏性紫癜等患者，鉴别诊断时应结合临床资料综合分析。③高胆固醇血症、巨球蛋白血症、多发性骨髓瘤患者，抗链球菌溶血素“O”也可增高。

## 15. 甲功五项包括哪些项目？其正常值和临床意义是什么？

甲功五项包括甲状腺原氨酸($T_3$)、甲状腺素($T_4$)、游离三碘甲状腺原氨酸($FT_3$)、游离甲状腺素($FT_4$)，促甲状腺激素(TSH)。

(1)甲功五项正常值：甲状腺原氨酸：1.3～3.1纳摩/升；甲状腺素：66～181纳摩/升；游离三碘甲状腺原氨酸：3.1～6.8纳摩/升；游离甲状腺素：12～22纳摩/升；促甲状腺激素：0.27～4.2纳摩/升。

(2)甲功五项临床意义：该项目是适合需检测甲状腺功能的受检人群。分析甲状腺功能亢进症的临床发病特点和首选治疗方法。

## 16. 甲功抗体二项包括哪些项目？其正常值和临床意义是什么？

甲功抗体二项包括甲状腺过氧化物酶抗体(TPO-Ab)，抗甲状腺球蛋白抗体(TG-Ab)。

(1)抗体二项正常值：甲状腺过氧化物酶抗体：＜60单位/毫升；抗甲状腺球蛋白抗体：＜60单位/毫升。

(2)甲功抗体二项临床意义：主要对于慢性淋巴细胞性甲状腺炎、甲状腺功能亢进、原发性甲状腺功

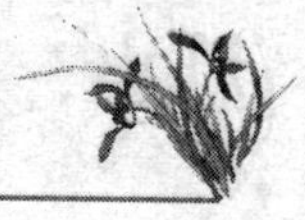

能减退有辅助诊断、疗效考核价值。

**17. 何谓血清甲胎蛋白？其正常值和临床意义是什么？**

甲胎蛋白(AFP)是一种酸性糖蛋白，存在胎儿发育的早期肝脏和卵黄囊中，胎儿出生后不久即逐渐消失。正常人含量极低，当含量明显升高时，有助于原发性肝癌的诊断。目前常用于原发性肝癌的普查和早期诊断，也可用于提示肝癌手术切除的疗效(即是否彻底或复发)。

(1)血清甲胎蛋白正常值：定性：阴性；定量：放射免疫法<25 纳克/毫升，化学发光法<5 国际单位/毫升。妊娠 3 个月后孕妇血清中的甲胎蛋白会升高，7～8 个月达最高峰，分娩后 3 周恢复正常。

(2)血清甲胎蛋白临床意义：升高：①主要见于原发性肝癌、恶性畸胎瘤、卵巢胚胎性肿瘤，胃癌肝转移、病毒性肝炎、肝硬化等。②另外，还可见于胃癌、胰腺癌、结肠癌、胆管细胞癌、畸胎瘤、卵巢癌、睾丸肿瘤等。③急性肝炎、肝硬化者大多甲胎蛋白<300 纳克/毫升；60％的肝细胞癌、睾丸癌、非精原细胞的生殖细胞癌患者甲胎蛋白>1 000 纳克/毫升。④孕妇血清甲胎蛋白异常升高，应考虑胎儿脊柱裂、无脑儿、脑积水、肾变性，胎儿宫内窒息，先兆流产等。

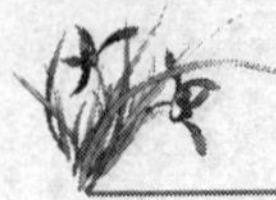



**18. 何谓血清癌胚抗原？其正常值和临床意义是什么？**

癌胚抗原(CEA)是一种具有人胚胎抗原决定簇的酸性糖蛋白，胚胎期主要在胃肠道、肝脏和胰腺等器官，出生后含量很低，是一种广谱的肿瘤标记物。其血清浓度与多种肿瘤，特别是消化道肿瘤相关，检出阳性率依次为结肠癌、直肠癌、胃癌、胰腺癌、胆管癌等，肺癌、乳腺癌及泌尿生殖系统的恶性肿瘤也升高。测定癌胚抗原主要用于肿瘤的鉴别诊断、病情监视、疗效判断等方面。

(1)血清癌胚抗原正常值：<5纳克/毫升。

(2)血清癌胚抗原临床意义：升高(阳性)：见于下列癌症及其阳性率：结肠癌(74%)、直肠癌(73%)、肺癌(70%)、乳腺癌(60%)、胰腺癌(90%)。另外，慢性结肠炎、结肠息肉、直肠息肉、萎缩性胃炎、肝硬化、溃疡性结肠炎、胆管梗阻、胆囊炎、肝脓肿、风湿性关节炎、慢性支气管炎等血清癌胚抗原也可轻度升高。需要检测的人：肝硬化、胃痛、关节炎、消化不良、腹绞痛的人。

**19. 何谓降钙素？其正常值和临床意义是什么？**

降钙素(CT)是由甲状腺滤泡旁细胞合成和分泌的肽类激素，可减低血浆中钙、磷浓度，抑制钙、磷

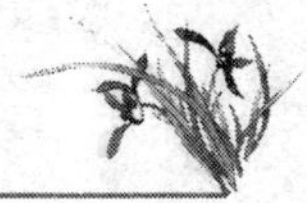



的吸收。

(1)降钙素正常值：<100 皮克/毫升。

(2)降钙素临床意义：①血清钙含量高。畸形性骨炎，高钙血症，绝经期骨质疏松，骨生成缺陷症。用于恶性肿瘤的疗效观察和判断预后，如甲状腺癌或肺癌手术后，血清降钙素仍持续升高，说明有残余的肿瘤组织形成，预后较差。血清降钙素增高可见于恶性肿瘤和急性、慢性肾功能不全等。②降钙素降低。可见于甲状腺先天发育不全或手术切除等。需要检测的人群：骨痛、骨质疏松症、老年人，以及甲状腺癌或肺癌手术后。

**20. 何谓 Rh 血型鉴定？其正常值和临床意义是什么？**

Rh 血型鉴定一般指 Rh 系统中 D 抗原的检测，根据患者红细胞是否带有 D 抗原，分为 Rh 阳性和 Rh 阴性。

(1)Rh 血型鉴定正常值：Rh 血型分为 Rh 阳性、Rh 阴性。

(2)Rh 血型鉴定临床意义：①我国汉族人的 Rh 阴性率为 0.34%，绝大多数人为 Rh 阳性，故由 Rh 血型不合引起的输血反应相对较 ABO 血型少。②Rh 血型系统一般不存在天然抗体，故第一次输血时不会发现 Rh 血型不合。但 Rh 阴性的受血者

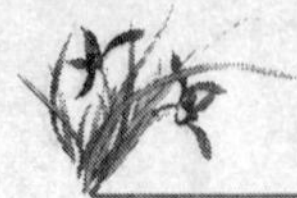



接受了 Rh 阳性血液后，可产生免疫性抗 Rh 抗体，如再次输受 Rh 阳性血液时，即可发生溶血性输血反应。③Rh 阴性母亲孕育胎儿为 Rh 阳性，胎儿的红细胞经胎盘进入母体，刺激母体产生抗 Rh 抗体，再经胎盘进入胎儿体内，由于第一胎产生的抗 Rh 抗体很少，极少发生新生儿溶血病。第二次怀孕 Rh 阳性胎儿，所产生抗 Rh 抗体增多，可致新生儿溶血病。若 Rh 阴性孕妇曾输过 Rh 阳性血液史，或有第一胎因 Rh 血型不合流产史，即令第二胎也可发生胎儿溶血病。

**21. 血液检查“乙肝五项”是指哪些内容？**

乙肝表面抗原（HBsAg）、乙肝表面抗体（HBsAb）、乙肝 e 抗原（HBeAg）、乙肝 e 抗体（HBeAb）、乙肝核心抗体（HBcAb）。

**22. 何谓大小“三阳”？它说明什么？**

大三阳为表面抗原（HBsAg）阳性、e 抗原（HBeAg）阳性、核心抗体（HBcAb）阳性；这种情况通常反映病毒复制是比较活跃的，为急性、慢性乙型肝炎，具有较强的传染性。小三阳为表面抗原（HBsAg）阳性、e 抗体（HBeAb）阳性、核心抗体（HBcAb）阳性，此时还应该进行 DNA 检测，如果是阳性，就反映病毒复制是活跃的；如果是阴性，就反映

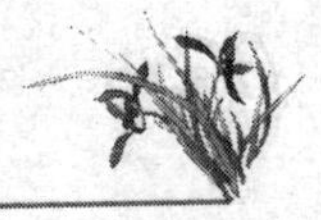



病毒受到抑制，病毒复制不活跃者仍具有一定传染性，患者处于病情相对稳定期。

**23. 做胃镜检查前需要检验哪些项目？**

需要检验肝功六项、乙肝表面抗原。

**24. 做人流手术前需要检验哪些项目？**

需要检验出凝血功能二项，乙肝表面抗原，血细胞分析＋血型，丙肝、艾滋、梅毒抗体三项。

**25. 何谓尿常规？其正常值和临床意义是什么？**

(1)尿常规正常值：pH 值 5～7；比重 1.015～1.025；蛋白质阴性；葡萄糖阴性；酮体阴性；胆红素阴性；亚硝酸盐阴性；白细胞阴性；红细胞阴性。

(2)尿常规临床意义：pH 值可反映体内酸碱平衡情况和肾脏的调节功能。①减低。见于糖尿病、痛风、酸中毒、慢性肾小球肾炎等。②增高。见于频繁呕吐、泌尿系感染、服用重碳酸盐药、碱中毒。

**26. 何谓尿淀粉酶？其正常值和临床意义是什么？**

淀粉酶为胰腺所分泌的消化酵素，经胰导管随胰液排入十二指肠。测定尿淀粉酶主要用于胰腺炎的诊断。

(1)尿淀粉酶(U-AMY)正常值：随机尿：0～900

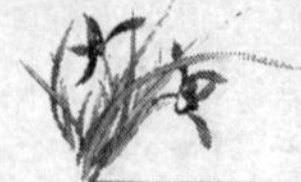



单位/升(注:具体参考值请根据各实验室而定)。

(2)尿淀粉酶临床意义:尿淀粉酶较血清淀粉酶增高较迟,于急性胰腺炎起病后 12～24 小时始可增高,下降亦较慢(多持续 3～10 天)。慢性胰腺炎急性发作时,可有中等程度增高。此外,胰腺癌、胰腺损伤、急性胆囊炎等,此酶活性亦增高。

**27. 何谓尿儿茶酚胺?其正常值和临床意义是什么?**

儿茶酚胺包括多巴胺、去甲肾上腺素和肾上腺素 3 种,作为交感神经兴奋的重要神经递质。

(1)尿儿茶酚胺(CA)正常值:①定性。阴性或 71.0～229.5 纳摩/升。②24 小时。高效液相色谱法:<650 纳摩/24 小时;荧光分析法:<1 655 纳摩/24 小时(注意:具体参考值请根据各实验室而定)。

(2)尿儿茶酚胺临床意义:增高:见于嗜铬细胞瘤,其值常达正常人的 10～100 倍;还见于心肌梗死、进行性肌营养不良、重症肌无力、剧烈运动之后(注意:嗜铬细胞瘤持续性高血压患者尿中,儿茶酚胺排出量增加,呈阳性反应)。

**28. 何谓尿沉渣检查?其正常值和临床意义是什么?**

尿沉渣检查是指用显微镜对离心后尿液的沉渣物

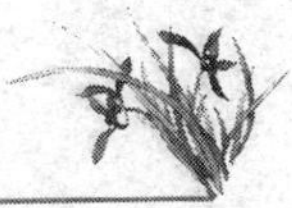

(尿中有形成分)进行检查,是尿液干化学分析仪不能替代的,尿沉渣检查对泌尿系统疾病诊断十分重要。

(1)尿沉渣正常值:①红细胞<3 个/高倍镜视野。②白细胞<5 个/高倍视野。③肾小管上皮细胞偶见/高倍视野。④鳞状或移行上皮细胞偶见/高倍视野。⑤透明管型≤1 个/低倍视野。

(2)尿沉渣临床意义:红细胞>3 个/高倍视野即为镜下血尿。增多:见于泌尿系统炎症、肿瘤、结石等疾病。如以形态异常的红细胞为主,提示肾性疾病;但也见于全身性疾病,如特发性血小板减少性紫癜、血友病、再生障碍性贫血等。

**29. 何谓粪便隐血试验?其正常值和临床意义是什么?**

粪便隐血试验(OBT)是指在消化道出血量很少时,肉眼不能见到粪便中带血,并且粪便中有少量红细胞被破坏。对消化道出血的诊断有重要价值,现常作为消化道恶性肿瘤早期诊断的一个筛选指标。

(1)粪便隐血试验正常值:阴性。

(2)粪便隐血试验临床意义:粪便隐血阳性:在消化道溃疡性出血时呈间断性阳性,而消化道癌症时呈持续性阳性,因此可作为良性、恶性出血的一种鉴别。阳性还见于肠结核、溃疡性结肠炎、结肠息肉、钩虫病、肾出血综合征等。

**30. 何谓阴道分泌物检查？其正常值和临床意义是什么？**

阴道分泌物一般性状检查是观察阴道分泌物的颜色和性状。阴道分泌物是女性生殖系统分泌的液体，又称为白带。

(1)阴道分泌物检查正常值：正常白带呈白色、糊状，没有气味。若近排卵期，白带多清澈透明，呈鸡蛋清样，量比较多。排卵期后，白带呈白色、混浊状，较黏稠，量比较少。

(2)阴道分泌物检查临床意义：本检查主要用于女性生殖系统疾病的诊断。①黄色脓性。见于滴虫性阴道炎、化脓性细菌感染、慢性宫颈炎、老年性阴道炎、子宫内膜炎和阴道内有异物等。②红色血性。见于肿瘤、息肉、子宫黏膜下肌瘤、老年性阴道炎、严重的慢性宫颈炎和宫内节育器产生的不良反应等。③豆腐渣样。见于真菌性阴道炎。④黄色水样。见于子宫黏膜下肌瘤、宫颈癌、子宫癌和输卵管癌等。⑤大量、无色透明。见于卵巢颗粒细胞瘤或女性激素分泌功能异常。

**31. 何谓粪便脓液检查？其正常值和临床意义是什么？**

粪便脓液检查的检查方法简单，结果直观，可以

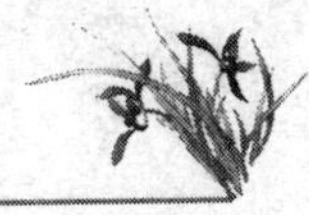



初步提供消化道功能或病理变化的状况，以及间接判定胃肠、胰腺、肝胆的功能状况。

(1)粪便脓液正常值：肉眼未检出或显微镜检查阴性。

(2)粪便脓液临床意义：肠道下段有炎症时，粪便带有脓液，或脓液与黏液、脓与血液混合在一起，常见于痢疾、溃疡性结肠炎、结肠癌或直肠癌等。

## 32. 常用实验室检查正常值有哪些？

常用实验室检查正常值参见表2。

表2 常用实验室检查

| | 项目 | 英文 | 正常值 |
|---|---|---|---|
| 血细胞分析 | 白细胞计数 | WBC | $(3.69\sim9.16)\times10^{9}$/升<br>$(3.68\sim5.74)\times10^{12}$/升 |
| | 红细胞计数 | RBC | 男：$(4.0\sim5.5)\times10^{12}$/升<br>女：$(3.5\sim5.0)\times10^{12}$/升 |
| | 中性粒细胞百分比 | NEUT% | 0.500～0.700 |
| | 中性粒细胞 | NEUT | $(2.00\sim7.00)\times10^{9}$/升 |
| | 血红蛋白 | Hb | 男：120～160克/升<br>女：110～150克/升 |
| | 血小板计数 | PLT | $(85\sim320)\times10^{9}$/升 |

续表

| | 项　目 | 英　文 | 正常值 |
|---|---|---|---|
| 肝功六项 | 丙氨酸转氨酶 | ALT | 0～40 单位/升 |
| | 总蛋白 | TP | 62～85 克/升 |
| | 白蛋白 | ALB | 35～53 克/升 |
| | 球蛋白 | GLB | 20～35 克/升 |
| | 总胆红素 | TBiL | 2.0～20.0 微摩/升 |
| | 直接胆红素 | DBiL | 1.7～6.8 微摩/升 |
| 肾功四项 | 血　糖 | GLU | 3.9～6.1 毫摩/升 |
| | 尿素氮 | BUN | 1.4～8.3 毫摩/升 |
| | 肌　酐 | Cre | 35～97 微摩/升 |
| | 尿　酸 | Ura | 145～420 微摩/升 |
| 血脂二项 | 总胆固醇 | TC | 2.33～6.2 毫摩/升<br>(110～230 毫克/分升) |
| | 甘油三脂 | TG | 0.45～1.81 毫摩/升<br>(20～110 毫克/分升) |
| 电解质四项 | 血清钾 | K | 3.5～5.5 毫摩/升<br>(3.5～5.3 摩离子/升) |
| | 血清钠 | Na | 135～145 毫摩/升<br>(135～145 摩离子/升) |
| | 血清氯 | Cl | 96～110 毫摩/升<br>(96～110 摩离子/升) |
| | 血清钙 | Ca | 2.1～2.6 毫摩/升<br>(4.5～5.5 摩离子/升) |

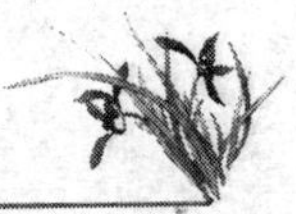

续表

| | 项 目 | 英 文 | 正常值 |
|---|---|---|---|
| 心肌酶四项 | 谷草转氨酶 | AST | 0～37 单位/升 |
| | 乳酸脱氢酶 | LDH | 109～245 单位/升 |
| | 肌酸激酶 | CK | ≤190 单位/升 |
| | α-羟丁酸脱氢酶 | α-HBDH | 72～182 单位/升 |
| 出凝血二项 | 凝血酶原时间 | PT | 男:11～13.7 秒<br>女:11～14.5 秒 |
| | 部分凝血活酶时间 | APPT | 24.9～36.8 秒 |
| | 淀粉酶 | Amy | 0～200 单位/升 |
| | 胆碱酯酶 | CHE | 4 000～13 000 单位/升 |
| | 红细胞沉降率 | ESR | 男:0～15 毫米/小时<br>女:0～20 毫米/小时 |
| | 澳 抗 | HBsAg | <1 为阴性 |
| | 酸碱度 | pH | 7.35～7.45 |
| 血气分析 | 动脉血氧分压 | $PaO_2$ | 11～13 千帕<br>(90～100 毫米汞柱) |
| | 动脉血二氧化碳分压 | $PaCo_2$ | 4.5～6.0 千帕<br>(34～45 毫米汞柱) |
| | 动脉血氧饱和度 | $SaO_2$ | 95～100%/体积<br>(百分率 0.95～1.00) |

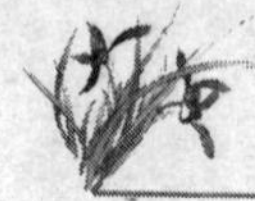



续表

| 项目 | | 英文 | 正常值 |
|---|---|---|---|
| 尿检 | 尿比重 | SG | 1.003～1.030 |
| | 尿酸碱度 | pH | 4.6～8.0 |
| | 尿蛋白定性 | PRO | 阴性 |
| | 尿红细胞 | RBC | <3个/高倍视野 |
| | 尿白细胞 | WBC | <5个/高倍视野 |
| | 尿潜血定性 | BCD | 阴性(—) |
| | 尿胆红素定性 | BIL | 阴性(—) |
| | 尿酮体定性 | KET | 阴性(—) |

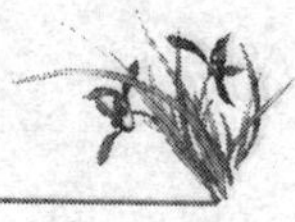



# 附录1　护士条例

## 第一章　总　则

第一条　为了维护护士的合法权益，规范护理行为，促进护理事业发展，保障医疗安全和人体健康，制定本条例。

第二条　本条例所称护士，是指经执业注册取得护士执业证书，依照本条例规定从事护理活动，履行保护生命、减轻痛苦、增进健康职责的卫生技术人员。

第三条　护士人格尊严、人身安全不受侵犯。护士依法履行职责，受法律保护。全社会应当尊重护士。

第四条　国务院有关部门、县级以上地方人民政府及其有关部门以及乡（镇）人民政府应当采取措施，改善护士的工作条件，保障护士待遇，加强护士队伍建设，促进护理事业健康发展。

国务院有关部门和县级以上地方人民政府应当采取措施，鼓励护士到农村、基层医疗卫生机构工作。

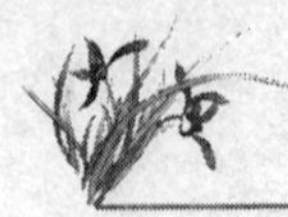



第五条　国务院卫生主管部门负责全国的护士监督管理工作。

县级以上地方人民政府卫生主管部门负责本行政区域的护士监督管理工作。

第六条　国务院有关部门对在护理工作中做出杰出贡献的护士,应当授予全国卫生系统先进工作者荣誉称号或者颁发白求恩奖章,受到表彰、奖励的护士享受省部级劳动模范、先进工作者待遇;对长期从事护理工作的护士应当颁发荣誉证书。具体办法由国务院有关部门制定。

县级以上地方人民政府及其有关部门对本行政区域内做出突出贡献的护士,按照省、自治区、直辖市人民政府的有关规定给予表彰、奖励。

## 第二章　执业注册

第七条　护士执业,应当经执业注册取得护士执业证书。

申请护士执业注册,应当具备下列条件:

(一)具有完全民事行为能力。

(二)在中等职业学校、高等学校完成国务院教育主管部门和国务院卫生主管部门规定的普通全日制 3 年以上的护理、助产专业课程学习,包括在教学、综合医院完成 8 个月以上护理临床实习,并取得相应学历证书。

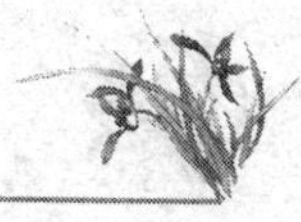



（三）通过国务院卫生主管部门组织的护士执业资格考试。

（四）符合国务院卫生主管部门规定的健康标准。

护士执业注册申请，应当自通过护士执业资格考试之日起3年内提出；逾期提出申请的，除应当具备前款第（一）项、第（二）项和第（四）项规定条件外，还应当在符合国务院卫生主管部门规定条件的医疗卫生机构接受3个月临床护理培训并考核合格。

护士执业资格考试办法由国务院卫生主管部门会同国务院人事部门制定。

第八条　申请护士执业注册的，应当向拟执业地省、自治区、直辖市人民政府卫生主管部门提出申请。收到申请的卫生主管部门应当自收到申请之日起20个工作日内做出决定，对具备本条例规定条件的，准予注册，并发给护士执业证书；对不具备本条例规定条件的，不予注册，并书面说明理由。

护士执业注册有效期为5年。

第九条　护士在其执业注册有效期内变更执业地点的，应当向拟执业地省、自治区、直辖市人民政府卫生主管部门报告。收到报告的卫生主管部门应当自收到报告之日起7个工作日内为其办理变更手续。护士跨省、自治区、直辖市变更执业地点的，收到报告的卫生主管部门还应当向其原执业地省、自治区、直辖市人民政府卫生主管部门通报。

第十条 护士执业注册有效期届满需要继续执业的，应当在护士执业注册有效期届满前30日向执业地省、自治区、直辖市人民政府卫生主管部门申请延续注册。收到申请的卫生主管部门对具备本条例规定条件的，准予延续，延续执业注册有效期为5年；对不具备本条例规定条件的，不予延续，并书面说明理由。

护士有行政许可法规定的应当予以注销执业注册情形的，原注册部门应当依照行政许可法的规定注销其执业注册。

第十一条 县级以上地方人民政府卫生主管部门应当建立本行政区域的护士执业良好记录和不良记录，并将该记录记入护士执业信息系统。

护士执业良好记录包括护士受到的表彰、奖励以及完成政府指令性任务的情况等内容。护士执业不良记录包括护士因违反本条例以及其他卫生管理法律、法规、规章或者诊疗技术规范的规定受到行政处罚、处分的情况等内容。

## 第三章 权利和义务

第十二条 护士执业，有按照国家有关规定获取工资报酬、享受福利待遇、参加社会保险的权利。任何单位或者个人不得克扣护士工资，降低或者取

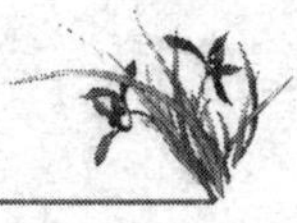

消护士福利等待遇。

第十三条 护士执业，有获得与其所从事的护理工作相适应的卫生防护、医疗保健服务的权利。从事直接接触有毒有害物质、有感染传染病危险工作的护士，有依照有关法律、行政法规的规定接受职业健康监护的权利；患职业病的，有依照有关法律、行政法规的规定获得赔偿的权利。

第十四条 护士有按照国家有关规定获得与本人业务能力和学术水平相应的专业技术职务、职称的权利；有参加专业培训、从事学术研究和交流、参加行业协会和专业学术团体的权利。

第十五条 护士有获得疾病诊疗、护理相关信息的权利和其他与履行护理职责相关的权利，可以对医疗卫生机构和卫生主管部门的工作提出意见和建议。

第十六条 护士执业，应当遵守法律、法规、规章和诊疗技术规范的规定。

第十七条 护士在执业活动中，发现患者病情危急，应当立即通知医师；在紧急情况下为抢救垂危患者生命，应当先行实施必要的紧急救护。

护士发现医嘱违反法律、法规、规章或者诊疗技术规范规定的，应当及时向开具医嘱的医师提出；必要时，应当向该医师所在科室的负责人或者医疗卫生机构负责医疗服务管理的人员报告。

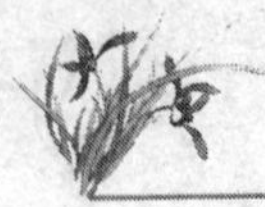



第十八条　护士应当尊重、关心、爱护患者，保护患者的隐私。

第十九条　护士有义务参与公共卫生和疾病预防控制工作。发生自然灾害、公共卫生事件等严重威胁公众生命健康的突发事件，护士应当服从县级以上人民政府卫生主管部门或者所在医疗卫生机构的安排，参加医疗救护。

## 第四章　医疗卫生机构的职责

第二十条　医疗卫生机构配备护士的数量不得低于国务院卫生主管部门规定的护士配备标准。

第二十一条　医疗卫生机构不得允许下列人员在本机构从事诊疗技术规范规定的护理活动：

（一）未取得护士执业证书的人员。

（二）未依照本条例第九条的规定办理执业地点变更手续的护士。

（三）护士执业注册有效期届满未延续执业注册的护士。

在教学、综合医院进行护理临床实习的人员应当在护士指导下开展有关工作。

第二十二条　医疗卫生机构应当为护士提供卫生防护用品，并采取有效的卫生防护措施和医疗保健措施。

第二十三条　医疗卫生机构应当执行国家有关

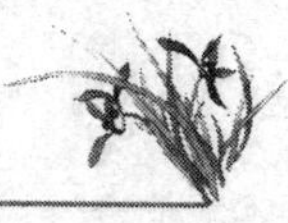

工资、福利待遇等规定，按照国家有关规定为在本机构从事护理工作的护士足额缴纳社会保险费用，保障护士的合法权益。

对在艰苦边远地区工作，或者从事直接接触有毒有害物质、有感染传染病危险工作的护士，所在医疗卫生机构应当按照国家有关规定给予津贴。

第二十四条 医疗卫生机构应当制定、实施本机构护士在职培训计划，并保证护士接受培训。

护士培训应当注重新知识、新技术的应用；根据临床专科护理发展和专科护理岗位的需要，开展对护士的专科护理培训。

第二十五条 医疗卫生机构应当按照国务院卫生主管部门的规定，设置专门机构或者配备专（兼）职人员负责护理管理工作。

第二十六条 医疗卫生机构应当建立护士岗位责任制并进行监督检查。

护士因不履行职责或者违反职业道德受到投诉的，其所在医疗卫生机构应当进行调查。经查证属实的，医疗卫生机构应当对护士做出处理，并将调查处理情况告知投诉人。

## 第五章 法律责任

第二十七条 卫生主管部门的工作人员未依照本条例规定履行职责，在护士监督管理工作中滥用

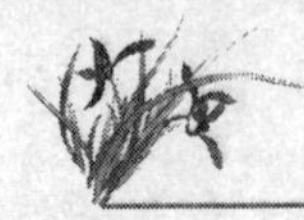



职权、徇私舞弊，或者有其他失职、渎职行为的，依法给予处分；构成犯罪的，依法追究刑事责任。

第二十八条　医疗卫生机构有下列情形之一的，由县级以上地方人民政府卫生主管部门依据职责分工责令限期改正，给予警告；逾期不改正的，根据国务院卫生主管部门规定的护士配备标准和在医疗卫生机构合法执业的护士数量核减其诊疗科目，或者暂停其6个月以上1年以下执业活动；国家举办的医疗卫生机构有下列情形之一、情节严重的，还应当对负有责任的主管人员和其他直接责任人员依法给予处分：

（一）违反本条例规定，护士的配备数量低于国务院卫生主管部门规定的护士配备标准的。

（二）允许未取得护士执业证书的人员或者允许未依照本条例规定办理执业地点变更手续、延续执业注册有效期的护士在本机构从事诊疗技术规范规定的护理活动的。

第二十九条　医疗卫生机构有下列情形之一的，依照有关法律、行政法规的规定给予处罚；国家举办的医疗卫生机构有下列情形之一、情节严重的，还应当对负有责任的主管人员和其他直接责任人员依法给予处分：

（一）未执行国家有关工资、福利待遇等规定的。

（二）对在本机构从事护理工作的护士，未按照

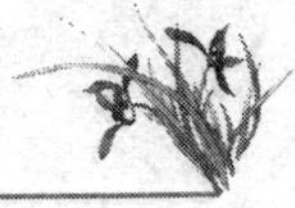



国家有关规定足额缴纳社会保险费用的。

(三)未为护士提供卫生防护用品,或者未采取有效的卫生防护措施、医疗保健措施的。

(四)对在艰苦边远地区工作,或者从事直接接触有毒有害物质、有感染传染病危险工作的护士,未按照国家有关规定给予津贴的。

第三十条　医疗卫生机构有下列情形之一的,由县级以上地方人民政府卫生主管部门依据职责分工责令限期改正,给予警告:

(一)未制定、实施本机构护士在职培训计划或者未保证护士接受培训的。

(二)未依照本条例规定履行护士管理职责的。

第三十一条　护士在执业活动中有下列情形之一的,由县级以上地方人民政府卫生主管部门依据职责分工责令改正,给予警告;情节严重的,暂停其6个月以上1年以下执业活动,直至由原发证部门吊销其护士执业证书:

(一)发现患者病情危急未立即通知医师的。

(二)发现医嘱违反法律、法规、规章或者诊疗技术规范的规定,未依照本条例第十七条的规定提出或者报告的。

(三)泄露患者隐私的。

(四)发生自然灾害、公共卫生事件等严重威胁公众生命健康的突发事件,不服从安排参加医疗救

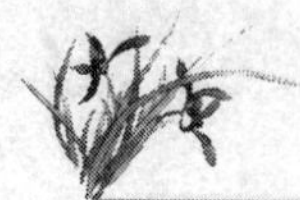



护的。

护士在执业活动中造成医疗事故的，依照医疗事故处理的有关规定承担法律责任。

第三十二条　护士被吊销执业证书的，自执业证书被吊销之日起2年内不得申请执业注册。

第三十三条　扰乱医疗秩序，阻碍护士依法开展执业活动，侮辱、威胁、殴打护士，或者有其他侵犯护士合法权益行为的，由公安机关依照治安管理处罚法的规定给予处罚；构成犯罪的，依法追究刑事责任。

## 第六章　附　则

第三十四条　本条例施行前按照国家有关规定已经取得护士执业证书或者护理专业技术职称、从事护理活动的人员，经执业地省、自治区、直辖市人民政府卫生主管部门审核合格，换领护士执业证书。

本条例施行前，尚未达到护士配备标准的医疗卫生机构，应当按照国务院卫生主管部门规定的实施步骤，自本条例施行之日起3年内达到护士配备标准。

第三十五条　本条例自2008年5月12日起施行。

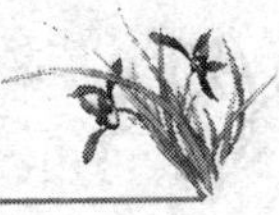

# 附录2　《基础护理服务工作规范》

## 一、整理床单位

(一)工作目标

保持床单位清洁,增进患者舒适。

(二)工作规范要点

1. 遵循标准预防、节力、安全的原则。

2. 告知患者,做好准备。根据患者的病情、年龄、体重、意识、活动和合作能力,有无引流管、伤口,有无大小便失禁等,采用与病情相符的整理床单位的方法。

3. 按需要准备用物及环境,保护患者隐私。

4. 护士协助活动不便的患者翻身或下床,采用湿扫法清洁并整理床单位。

5. 操作过程中,注意避免引流管或导管牵拉,密切观察患者病情,发现异常及时处理。与患者沟通,了解其感受及需求,保证患者安全。

6. 操作后对躁动、易发生坠床的患者拉好床栏或者采取其他安全措施,帮助患者采取舒适体位。

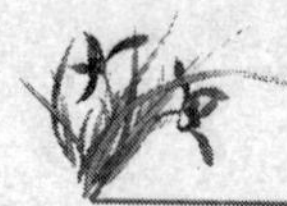



7. 按操作规程更换污染的床单位。

(三)结果标准

1. 患者与家属能够知晓护士告知的事项,对服务满意。

2. 床单位整洁,患者卧位舒适、符合病情要求。

3. 操作过程规范、准确,患者安全。

## 二、面部清洁和梳头

(一)工作目标

使患者面部清洁、头发整洁,感觉舒适。

(二)工作规范要点

1. 遵循节力、安全的原则。

2. 告知患者,做好准备。根据患者的病情、意识、生活自理能力及个人卫生习惯,选择实施面部清洁和梳头的时间。

3. 按需要准备用物。

4. 协助患者取舒适体位,嘱患者若有不适告知护士。

5. 操作过程中,与患者沟通,了解其需求,密切观察患者病情,发现异常及时处理。

6. 尊重患者的个人习惯,必要时涂润肤乳。

7. 保持床单位清洁、干燥。

(三)结果标准

1. 患者与家属能够知晓护士告知的事项,对服

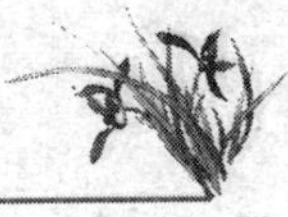



务满意。

2. 患者面部清洁，头发整洁，感觉舒适。

3. 患者出现异常情况，护士处理及时。

## 三、口腔护理

（一）工作目标

去除口腔异味和残留物质，保持患者舒适，预防和治疗口腔感染。

（二）工作规范要点

1. 遵循查对制度，符合标准预防、安全原则。

2. 告知患者，做好准备。评估患者的口腔情况，包括有无手术、插管、溃疡、感染、出血等，评估患者的生活自理能力。

3. 指导患者正确的漱口方法。化疗、放疗、使用免疫抑制剂的患者可以用漱口液清洁口腔。

4. 护士协助禁食患者清洁口腔，鼓励并协助有自理能力的患者自行刷牙。

5. 协助患者取舒适体位，若有不适马上告知护士。

6. 如患者有活动的义齿，应先取下再进行操作。

7. 根据口腔 pH 值，遵医嘱选择合适的口腔护理溶液，操作中应当注意棉球干湿度。昏迷患者禁止漱口；对昏迷、不合作、牙关紧闭的患者，使用开口器、舌钳、压舌板。开口器从臼齿处放入。

8. 操作中避免清洁、污染物的交叉混淆；操作

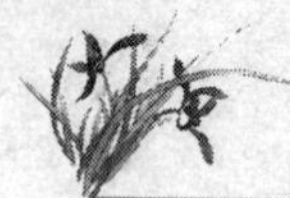



前后必须清点核对棉球数量。

(三)结果标准

1. 患者与家属能够知晓护士告知的事项,对服务满意。

2. 患者口腔卫生得到改善,黏膜、牙齿无损伤。

3. 患者出现异常情况时,护士处理及时。

## 四、会阴护理

(一)工作目标

协助患者清洁会阴部,增加舒适,预防或减少感染的发生。

(二)工作规范要点

1. 遵循标准预防、消毒隔离、安全的原则。

2. 告知患者,做好准备。评估患者会阴部有无伤口、有无失禁和留置尿管等,确定会阴护理的方法等。

3. 按需要准备用物及环境,保护患者隐私。

4. 会阴冲洗时,注意水温适宜。冬季寒冷时,注意为患者保暖。

(三)结果标准

1. 患者与家属能够知晓护士告知的事项,对服务满意。

2. 患者会阴清洁。

3. 患者出现异常情况时,护士处理及时。

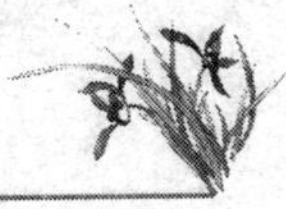

## 五、足部清洁

(一)工作目标

保持患者足部清洁,增加舒适。

(二)工作规范要点

1. 遵循节力、安全的原则。

2. 告知患者,做好准备。评估患者的病情、足部皮肤情况。根据评估结果选择适宜的清洁方法。

3. 按需要准备用物及环境,水温适宜。

4. 协助患者取舒适体位,若有不适告知护士。

5. 操作过程中与患者沟通,了解其感受及需求,密切观察患者病情,发现异常及时处理。

6. 尊重患者的个人习惯,必要时涂润肤乳。

7. 保持床单位清洁、干燥。

(三)结果标准

1. 患者与家属能够知晓护士告知的事项,对服务满意。

2. 足部清洁。

3. 患者出现异常情况时,护士处理及时。

## 六、协助患者进食、进水

(一)工作目标

协助不能自理或部分自理的患者进食、进水,保证进食、进水及安全。

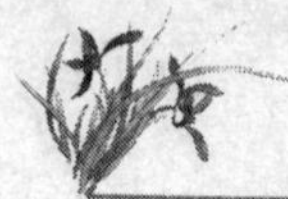



(二)工作规范要点

1. 遵循安全的原则。

2. 告知患者,做好准备。评估患者的病情、饮食种类、液体出入量、自行进食能力,有无偏瘫、吞咽困难、视力减退等。

3. 评估患者有无餐前、餐中用药,保证治疗效果。

4. 协助患者进食的过程中,护士应注意食物温度、软硬度及患者的咀嚼能力,观察有无吞咽困难、呛咳、恶心、呕吐等。

5. 操作过程中与患者沟通,给予饮食指导,如有治疗饮食、特殊饮食按医嘱给予指导。

6. 进餐完毕,清洁并检查口腔,及时清理用物及整理床单位,保持适当体位。

7. 需要记录出入量的患者,准确记录患者的进食、进水时间、种类、食物含水量等。

8. 患者进食、进水延迟时,护士进行交接班。

(三)结果标准

1. 患者与家属能够知晓护士告知的事项,对服务满意。

2. 患者出现异常情况时,护士处理及时。

## 七、协助患者翻身及有效咳痰

(一)工作目标

协助不能自行移动的患者更换卧位,减轻局部

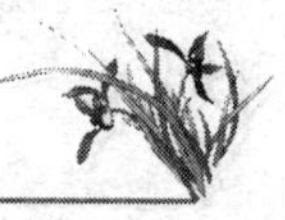

组织的压力,预防并发症。对不能有效咳痰的患者进行拍背,促进痰液排出,保持呼吸道通畅。

(二)工作规范要点

1. 遵循节力、安全的原则。

2. 告知患者,做好准备。翻身前要评估患者的年龄、体重、病情、肢体活动能力、心功能状况,有无手术、引流管、骨折和牵引等。有活动性内出血、咯血、气胸、肋骨骨折、肺水肿、低血压等,禁止背部叩击。

3. 根据评估结果决定患者翻身的频次、体位、方式,选择合适的皮肤减压用具。

4. 固定床脚刹车,妥善处置各种管路。

5. 翻身过程中注意患者安全,避免拖拉患者,保护局部皮肤,正确使用床档。烦躁患者选用约束带。

6. 翻身时,根据病情需要,给予患者拍背,促进排痰。叩背原则:从下至上、从外至内,背部从第十肋间隙、胸部从第六肋间隙开始向上叩击至肩部,注意避开乳房及心前区,力度适宜。

7. 护理过程中,密切观察病情变化,有异常及时通知医师并处理。

8. 翻身后患者体位应符合病情需要。适当使用皮肤减压用具。

(三)结果标准

1. 患者与家属能够知晓护士告知的事项,对服

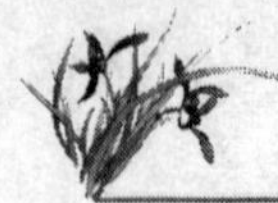



务满意。

2. 卧位正确，管道通畅；有效清除痰液。

3. 护理过程安全，局部皮肤无擦伤，无其他并发症。

## 八、协助患者床上移动

（一）工作目标

协助不能自行移动的患者床上移动，保持患者舒适。

（二）工作规范要点

1. 遵循节力、安全的原则。

2. 告知患者，做好准备。移动前要评估患者的病情、肢体活动能力、年龄、体重，有无约束、伤口、引流管、骨折和牵引等。

3. 固定床脚刹车，妥善处置各种管路。

4. 注意患者安全，避免拖拉，保护局部皮肤。

5. 护理过程中，密切观察病情变化，有异常及时通知医师并处理。

（三）结果标准

1. 患者与家属能够知晓护士告知的事项，对服务满意。

2. 卧位正确，管道通畅。

3. 护理过程安全，患者局部皮肤无擦伤，无其他并发症。

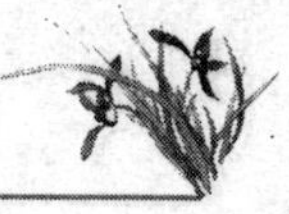

## 九、压疮预防及护理

(一)工作目标

预防患者发生压疮;为有压疮的患者实施恰当的护理措施,促进压疮愈合。

(二)工作规范要点

1. 遵循标准预防、消毒隔离、无菌技术、安全的原则。

2. 评估和确定患者发生压疮的危险程度,采取预防措施,如定时翻身、气垫减压等。

3. 对出现压疮的患者,评估压疮的部位、面积、分期、有无感染等,分析导致发生压疮的危险因素并告知患者与家属,进行压疮治疗。

4. 在护理过程中,如压疮出现红、肿、痛等感染征象时,及时与医师沟通进行处理。

5. 与患者沟通,为患者提供心理支持及压疮护理的健康指导。

(三)结果标准

1. 患者与家属能够知晓压疮的危险因素,对护理措施满意。

2. 预防压疮的措施到位。

3. 促进压疮愈合。

## 十、失禁护理

(一)工作目标

对失禁的患者进行护理,保持局部皮肤的清洁,增加患者舒适。

(二)工作规范要点

1. 遵循标准预防、消毒隔离、安全的原则。

2. 评估患者的失禁情况,准备相应的物品。

3. 护理过程中,与患者沟通,清洁到位,注意保暖,保护患者隐私。

4. 根据病情,遵医嘱采取相应的保护措施,如小便失禁给予留置尿管,对男性患者可以采用尿套技术,女性患者可以采用尿垫等。

5. 鼓励并指导患者进行膀胱功能及盆底肌的训练。

6. 保持床单位清洁、干燥。

(三)结果标准

1. 患者与家属能够知晓护士告知的事项,对服务满意。

2. 患者皮肤清洁,感觉舒适。

## 十一、床上使用便器

(一)工作目标

对卧床的患者提供便器,满足其基本需求。

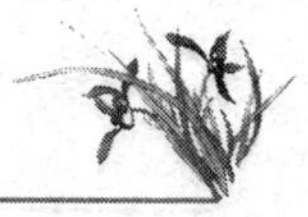



(二)工作规范要点

1. 遵循标准预防、消毒隔离、安全的原则。

2. 评估患者的生活自理能力及活动情况，帮助或协助患者使用便器，满足其需求。

3. 准备并检查便器，表面有无破损、裂痕等。注意保暖，保护患者隐私。

4. 护理过程中，与患者沟通，询问患者有无不适主诉，及时处理。

5. 便后观察排泄物性状及骶尾部位的皮肤，如有异常及时处理。

6. 正确处理排泄物，清洁便器，保持床单位清洁、干燥。

(三)结果标准

1. 患者与家属能够知晓护士告知的事项，对服务满意。

2. 患者皮肤及床单位清洁，皮肤无擦伤。

## 十二、留置尿管的护理

(一)工作目标

对留置尿管的患者进行护理，预防感染，增进患者舒适，促进功能锻炼。

(二)工作规范要点

1. 遵循标准预防、消毒隔离、无菌技术、安全的原则。

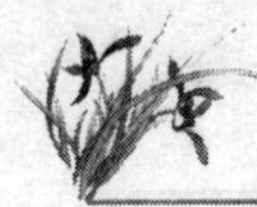



2. 告知患者，做好准备。评估患者病情、尿管留置时间、尿液颜色、性状、量，膀胱功能，有无尿频、尿急、腹痛等症状。

3. 按需要准备用物及环境，保护患者隐私。

4. 对留置尿管的患者进行会阴护理，尿道口清洁，保持尿管的通畅，观察尿液颜色、性状、量、透明度、气味等，注意倾听患者的主诉。

5. 留置尿管期间，妥善固定尿管及尿袋，尿袋的高度不能高于膀胱，及时排放尿液，协助长期留置尿管的患者进行膀胱功能训练。

6. 根据患者病情，鼓励患者摄入适当的液体。定期更换尿管及尿袋，做好尿道口护理。

7. 拔管后根据病情，鼓励患者多饮水，观察患者自主排尿及尿液情况，有排尿困难及时处理。

(三)结果标准

1. 患者与家属能够知晓护士告知的事项，对服务满意。

2. 患者在留置尿管期间会阴部清洁，尿管通畅。

3. 患者出现异常情况时，护士处理及时。

## 十三、温水擦浴

(一)工作目标

帮助不能进行沐浴的患者保持身体的清洁与舒

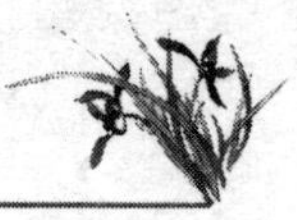



适。

(二)工作规范要点

1. 遵循标准预防、安全的原则。

2. 告知患者,做好准备。评估患者病情、生活自理能力及皮肤完整性等,选择适当时间进行温水擦浴。

3. 准备用物,房间温度适宜,保护患者隐私,尽量减少暴露,注意保暖。

4. 保持水温适宜,擦洗的方法和顺序正确。

5. 护理过程中注意保护伤口和各种管路;观察患者的反应,出现寒战、面色苍白、呼吸急促时应立即停止擦浴,给予恰当的处理。

6. 擦浴后观察患者的反应,检查和妥善固定各种管路,保持其通畅。

7. 保持床单位的清洁、干燥。

(三)结果标准

1. 患者与家属能够知晓护士告知的事项,对服务满意。

2. 护理过程安全,患者出现异常情况时,护士处理及时。

## 十四、协助更衣

(一)工作目标

协助患者更换清洁衣服,满足舒适的需要。

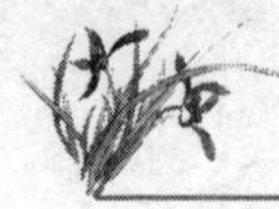



(二)工作规范要点

1. 遵循标准预防,安全的原则。

2. 告知患者,做好准备。评估患者病情、意识、肌力、移动能力、有无肢体偏瘫、手术、引流管及合作能力等。

3. 根据患者的体型,选择合适、清洁衣服,保护患者隐私。

4. 根据患者病情采取不同的更衣方法,病情稳定可采取半坐卧位或坐位更换;手术或卧床可采取轴式翻身法更换。

5. 更衣原则

(1)脱衣方法:无肢体活动障碍时,先近侧,后远侧;一侧肢体活动障碍时,先健侧,后患侧。

(2)穿衣方法:无肢体活动障碍时,先远侧,后近侧;一侧肢体活动障碍时,先患侧,后健侧。

6. 更衣方法:注意保护伤口和各种管路,注意保暖。

7. 更衣可与温水擦浴、会阴护理等同时进行。

(三)结果标准

1. 患者与家属能够知晓护士告知的事项,对服务满意。

2. 护理过程安全,患者出现异常情况时,护士处理及时。

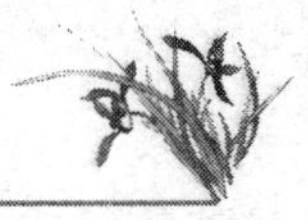



## 十五、床上洗头

(一)工作目标

保持患者头发清洁、整齐,感觉舒适。

(二)工作规范要点

1. 遵循标准预防、节力、安全的原则。

2. 告知患者,做好准备。根据患者的病情、意识、生活自理能力及个人卫生习惯、头发清洁度,选择时间进行床上洗头。

3. 准备用物,房间温度适宜,选择合适的体位。

4. 操作过程中,用指腹部揉搓头皮和头发,力量适中,避免抓伤头皮。观察患者反应并沟通,了解患者需求。

5. 注意保护伤口和各种管路。

6. 清洗后,及时擦干或吹干头发,防止患者受凉。

7. 保持床单位清洁干燥。

(三)结果标准

1. 患者与家属能够知晓护士告知的事项,对服务满意。

2. 护理过程安全,患者出现异常情况时,护士处理及时。

## 十六、指与趾甲护理

(一)工作目标

保持生活不能自理患者指与趾甲的清洁、长度适宜。

(二)工作规范要点

1. 遵循标准预防、节力、安全的原则。

2. 告知患者,做好准备。评估患者的病情、意识、生活自理能力及个人卫生习惯,指与趾甲的长度。

3. 选择合适的指甲刀。

4. 指与趾甲护理包括:清洁、修剪、锉平指与趾甲。

5. 修剪过程中,与患者沟通,避免损伤甲床及周围皮肤,对于特殊患者(如糖尿病患者或有循环障碍的患者)要特别小心;对于指与趾甲过硬,可先在温水中浸泡10～15分钟,软化后再进行修剪。

6. 操作后保持床单位整洁。

(三)结果标准

1. 患者与家属能够知晓护士告知的事项,对服务满意。

2. 护理过程安全,患者出现异常情况时,护士处理及时。

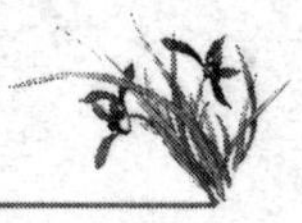

## 十七、安全管理

(一)工作目标

评估住院患者的危险因素,采取相应措施,预防不安全事件发生。

(二)工作规范要点

1. 遵循标准预防、安全的原则。

2. 评估住院患者,对存在的危险因素采取相应的预防措施并向患者进行指导,如跌倒、坠床、烫伤的预防等。

3. 根据评估结果对患者进行安全方面的指导,嘱患者注意自身安全,提高自我防范意识。

4. 提供安全的住院环境,采取有效措施,消除不安全因素,降低风险。

(三)结果标准

1. 患者与家属能够知晓护士告知的事项,对服务满意。

2. 患者住院期间无因护理不当造成的不良事件发生。

# 附录3 《常用临床护理技术服务规范》

## 一、患者入院护理

(一)工作目标

热情接待患者,帮助其尽快熟悉环境;观察和评估患者病情和护理需求;满足患者安全、舒适的需要。

(二)工作规范要点

1. 备好床单位。根据患者病情做好准备工作,并通知医师。

2. 向患者进行自我介绍,妥善安置患者于病床。

3. 测量患者生命体征,了解患者的主诉、症状、自理能力、心理状况,填写患者入院相关资料。

4. 入院告知:向患者与家属介绍主管医师、护士、病区护士长。介绍病区环境、呼叫铃使用、作息时间、探视制度及有关管理规定等。鼓励患者与家属表达自己的需要及顾虑。

5. 完成入院护理评估,与医师沟通确定护理级别,遵医嘱实施相关治疗及护理。

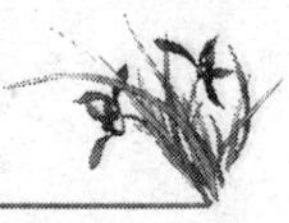



6. 完成患者清洁护理,协助更换病员服,完成患者身高、体重、生命体征的测量(危重患者直接进入病房)。

(三)结果标准

1. 物品准备符合患者需要,急、危、重患者得到及时救治。

2. 患者与家属知晓护士告知的事项,对护理服务满意。

## 二、患者出院护理

(一)工作目标

患者与家属知晓出院指导的内容,掌握必要的康复知识。

(二)工作规范要点

1. 告知患者。针对患者病情及恢复情况进行出院指导,包括办理出院结账手续方法、出院后注意事项、带药指导、饮食及功能锻炼、遵医嘱通知患者复诊时间及地点、联系方式等。

2. 听取患者住院期间的意见和建议。

3. 做好出院登记,整理出院病历。

4. 对患者床单位进行常规清洁消毒,特殊感染患者按院内感染要求进行终末消毒。

(三)结果标准

1. 患者与家属能够知晓护士告知的事项,对护理服务满意。

2. 床单位清洁消毒符合要求。

## 三、生命体征监测技术

(一)工作目标

安全、准确、及时测量患者的体温、脉搏、呼吸、血压,为疾病诊疗和制定护理措施提供依据。

(二)工作规范要点

1. 告知患者,做好准备。测量生命体征前30分钟避免进食、冷热饮、冷热敷、洗澡、运动、灌肠、坐浴等影响生命体征的相关因素。

2. 对婴幼儿、老年痴呆、精神异常、意识不清、烦躁和不合作者,护士应采取恰当的体温测量方法或在床旁协助患者测量体温。

3. 测腋温时应当擦干腋下,将体温计放于患者腋窝深处并贴紧皮肤,防止脱落。测量5~10分钟后取出。

4. 测口温时应当将体温计斜放于患者舌下,用鼻呼吸,闭口3分钟后取出。

5. 测肛温时应当先在肛表前端涂润滑剂,将肛温计轻轻插入肛门3~4厘米,3分钟后取出。用消毒纱布擦拭体温计。

6. 发现体温和病情不相符时,应当复测体温。

7. 体温计消毒方法符合要求。

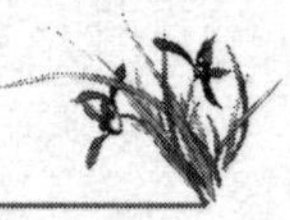



8. 评估测量脉搏部位的皮肤情况，避免在偏瘫侧、形成动静脉瘘侧肢体、术肢等部位测量脉搏。

9. 测脉搏时协助患者采取舒适的姿势，以食指、中指、无名指的指腹按压桡动脉或其他浅表大动脉处，力度适中，以能触及到脉搏搏动为宜。

10. 一般患者可以测量 30 秒，脉搏异常的患者，测量 1 分钟。

11. 发现有脉搏短绌，应两人同时测量，分别测心率和脉搏。

12. 测量呼吸时患者取自然体位，护士保持诊脉手势，观察患者胸部或腹部起伏，测量 30 秒。危重患者、呼吸困难、婴幼儿、呼吸不规则者测量 1 分钟。

13. 观察患者呼吸频率、节律、幅度和类型等情况。

14. 危重患者呼吸微弱不易观察时，可用棉花少许置鼻孔前，观察棉絮吹动情况，并计数。

15. 测量血压时，协助患者采取坐位或者卧位，保持血压计零点、肱动脉与心脏同一水平。

16. 选择宽窄度适宜的袖带，驱尽袖带内空气，平整地缠于患者上臂中部，松紧以能放入一指为宜，下缘距肘窝 2～3 厘米。

17. 正确判断收缩压与舒张压。如血压听不清或有异常时，应间隔 1～2 分钟后重新测量。

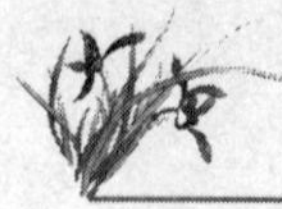



18. 测量完毕，排尽袖带余气，关闭血压计。

19. 长期观察血压的患者，做到四定：定时间、定部位、定体位、定血压计。

20. 结果准确记录在护理记录单或绘制在体温单上。

21. 将测量结果告诉患者与家属。如果测量结果异常，观察伴随的症状和体征，及时与医师沟通并处理。

(三)结果标准

1. 护士测量方法正确，测量结果准确。

2. 记录准确，对异常情况沟通及时。

## 四、导尿技术

(一)工作目标

遵医嘱为患者导尿，患者能够知晓导尿的目的并配合。

(二)工作规范要点

1. 遵循查对制度，符合无菌技术、标准预防原则。

2. 告知患者与家属留置尿管的目的、注意事项，取得患者的配合。

3. 评估患者的年龄、性别、病情、合作程度、膀胱充盈度、局部皮肤等。根据评估结果，选择合适的导尿管。

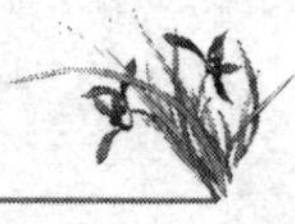



4. 导尿过程中严格遵循无菌技术操作原则，避免污染，保护患者隐私。

5. 为男性患者插尿管时，遇有阻力，特别是尿管经尿道内口、膜部、尿道外口的狭窄部、耻骨联合下方和前下方处的弯曲部时，嘱患者缓慢深呼吸，慢慢插入尿管。

6. 插入气囊导尿管后向气囊内注入10～15毫升无菌生理盐水，轻拉尿管以证实尿管固定稳妥。

7. 尿潴留患者一次导出尿量不超过1 000毫升，以防出现虚脱和血尿。

8. 指导患者在留置尿管期间保证充足液体入量，预防发生结晶和感染。

9. 指导患者在留置尿管期间防止尿管打折、弯曲、受压、脱出等情况发生，保持通畅。

10. 指导患者保持尿袋高度低于耻骨联合水平，防止逆行感染。

11. 指导长期留置尿管的患者进行膀胱功能训练及骨盆底肌的锻炼，以增强控制排尿的能力。患者留置尿管期间，尿管要定时夹闭。

(三)结果标准

1. 患者与家属知晓护士告知的事项，对操作满意。

2. 操作规范、安全，未给患者造成不必要的损伤。

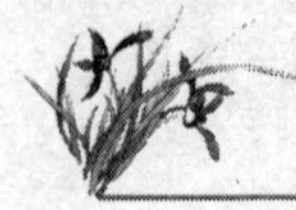



3. 尿管与尿袋连接紧密，引流通畅，固定稳妥。

## 五、胃肠减压技术

(一)工作目标

遵医嘱为患者留置胃管，持续抽出胃内容物，达到减压。患者能够了解有关知识并配合。

(二)工作规范要点

1. 遵循查对制度，符合无菌技术、标准预防原则。

2. 告知患者与家属留置胃管的目的、注意事项，取得患者的配合。

3. 评估患者病情、意识状态、合作程度、患者鼻腔是否通畅，有无消化道狭窄或食管静脉曲张等，患者是否有以往插管的经验，根据评估结果选择合适的胃管。

4. 准确测量并标识胃管插入的长度。

5. 插管过程中指导患者配合技巧，安全顺利地插入胃管。

6. 昏迷患者应先将其头向后仰，插至咽喉部(约 15 厘米)，再用一手托起头部，使下颌靠近胸骨柄，插至需要的长度。如插入不畅，应检查胃管是否盘曲在口腔中。插管过程中如发现剧烈呛咳、呼吸困难、发绀等情况，应立即拔出，休息片刻后重插。

7. 检查胃管是否在胃内。

8. 调整减压装置，将胃管与负压装置连接，妥

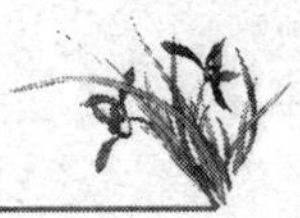



善固定于床旁。

9. 告知患者留置胃肠减压管期间禁止饮水和进食,保持口腔清洁。

10. 妥善固定胃肠减压装置,防止变换体位时加重对咽部的刺激,以及胃管受压、脱出等,保持有效减压状态。

11. 观察引流物的颜色、性质、量,并记录24小时引流总量。

12. 留置胃管期间应当加强患者的口腔护理。

13. 胃肠减压期间,注意观察患者水电解质及胃肠功能恢复情况。

14. 及时发现并积极预防和处理与引流相关的问题。

(三)结果标准

1. 患者与家属能够知晓护士告知的事项,对服务满意。

2. 护士操作过程规范、准确、动作轻巧,患者配合。

3. 确保胃管于胃内,固定稳妥,保持有效胃肠减压。

## 六、鼻饲技术

(一)工作目标

遵医嘱为不能经口进食的患者灌入流质液体,保证患者摄入足够的营养、水分和药物。

(二)工作规范要点

1. 遵循查对制度、标准预防、消毒隔离原则。

2. 告知患者与家属鼻饲的目的、注意事项,取得患者的配合。

3. 评估患者病情、意识状态、合作程度、鼻腔是否通畅、有无消化道狭窄或食管静脉曲张、以往是否有插胃管的经历;评估患者的消化、吸收、排泄功能和进食需求。根据评估结果选择合适的胃管和鼻饲时机。

4. 如需插胃管先准确测量并标识胃管插入的长度。插管过程中指导患者配合技巧。昏迷患者应先将头向后仰,插至咽喉部(约 15 厘米),再用一手托起头部,使下颌靠近胸骨柄,插至需要的长度。如插入不畅,应检查胃管是否盘曲在口腔中。插管过程中如发现剧烈呛咳、呼吸困难、发绀等情况,应立即拔出,休息片刻后重插。插入适当深度并检查胃管是否在胃内。

5. 鼻饲前了解上一次鼻饲时间、进食量,检查胃管是否在胃内以及有无胃潴留,胃内容物超过 150 毫升时,应当通知医师减量或者暂停鼻饲。

6. 鼻饲前后用温开水 20 毫升冲洗管道,防止管道堵塞。

7. 缓慢灌注鼻饲液,温度 38℃~40℃。鼻饲混合流食,应当间接加温,以免蛋白凝固。

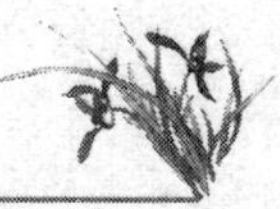



8. 鼻饲给药时应先研碎，溶解后注入。

9. 对长期鼻饲的患者，应当定期更换胃管。

（三）结果标准

1. 患者与家属能够知晓护士告知的事项，对服务满意。

2. 护士操作过程规范、准确、动作轻巧，患者配合。

3. 确保胃管于胃内，固定稳妥。

## 七、灌肠技术

（一）工作目标

遵医嘱准确、安全地为患者实施不同治疗需要的灌肠；清洁肠道，解除便秘及肠胀气；降温；为诊断性检查及手术做准备。

（二）工作规范要点

1. 评估患者的年龄、意识、情绪及配合程度，有无灌肠禁忌征。对急腹症、妊娠早期、消化道出血的患者禁止灌肠；肝性脑病患者禁用肥皂水灌肠；伤寒患者灌肠量不能超过 500 毫升，液面距肛门不得超过 30 厘米。

2. 告知患者及家属灌肠的目的及注意事项，指导患者配合。

3. 核对医嘱，做好准备，保证灌肠溶液的浓度、剂量、温度适宜。

4. 协助患者取仰卧位或左侧卧位，注意保暖，

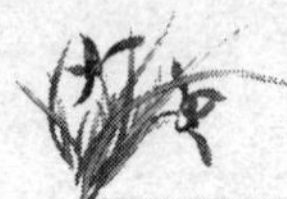



保护患者隐私。阿米巴痢疾患者取右侧卧位。

5. 按照要求置入肛管，置入合适长度后固定肛管，使灌肠溶液缓慢流入并观察患者反应。

6. 灌肠过程中，患者有便意，指导患者做深呼吸，同时适当调低灌肠筒的高度，减慢流速；患者如有心慌、气促等不适症状，立即平卧，避免发生意外。

7. 对患者进行降温灌肠时，灌肠后保留 30 分钟后再排便，排便后 30 分钟测体温。

8. 清洁灌肠应反复多次，首先用肥皂水，再用生理盐水，直至排出液澄清、无粪便为止。

9. 灌肠完毕，嘱患者平卧，根据灌肠目的保持适当时间再排便并观察大便性状。

10. 操作结束后，做好肛周清洁，整理床单位。

11. 观察排出大便的量、颜色、性质及排便次数并做好记录。

(三)结果标准

1. 患者与家属能够知晓护士告知的事项，对服务满意。

2. 护士操作过程规范、准确。

3. 达到各种灌肠治疗的效果，无并发症发生。

## 八、氧气吸入技术

(一)工作目标

遵医嘱给予患者氧气治疗，改善患者缺氧状态，

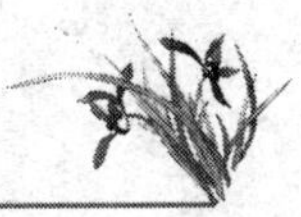

确保用氧安全。

(二)工作规范要点

1. 评估患者病情、呼吸状态、缺氧程度、鼻腔情况。

2. 告知患者安全用氧目的及注意事项，强调不能自行调节氧流量，做好四防，即防震、防火、防热、防油。

3. 遵医嘱，选择合适的氧疗方法。

4. 遵医嘱根据病情调节合适的氧流量。

5. 使用氧气时，应先调节氧流量后应用。停用氧气时，应先拔出导管或面罩，再关闭氧气开关。

6. 密切观察患者氧气治疗的效果，发现异常及时报告医师处理。

7. 严格遵守操作规程，注意用氧安全。

(三)结果标准

1. 患者与家属能够知晓护士告知的事项，对服务满意。

2. 确保吸氧过程安全。

## 九、雾化吸入疗法

(一)工作目标

遵医嘱为患者提供剂量准确、安全、雾量适宜的雾化吸入。

(二)工作规范要点

1. 遵循查对制度，符合标准预防、安全给药的原则。

2. 遵医嘱准备药物和雾化装置,并检查装置性能。

3. 了解患者过敏史、用药史、用药目的、患者呼吸状况及配合能力。

4. 告知患者治疗目的、药物名称,指导患者配合。协助患者取合适体位。

5. 调节适宜的雾量,给患者戴上面罩或口含嘴,指导患者吸入。气管切开的患者,可直接将面罩置于气管切开造口处。

6. 观察患者吸入药物后的反应及效果。

7. 雾化吸入的面罩、口含嘴一人一套,防止交叉感染。

(三)结果标准

1. 患者与家属能够知晓护士告知的事项,对服务满意。

2. 操作过程规范、安全,达到预期目的。

## 十、血糖监测

(一)工作目标

遵医嘱准确测量患者血糖,为诊断和治疗提供依据。

(二)工作规范要点

1. 遵循查对制度,符合无菌技术、标准预防原则。

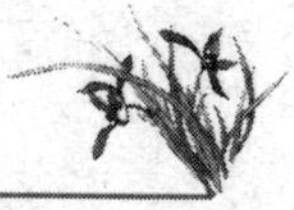

2. 告知患者监测血糖的目的，做好准备。评估患者穿刺部位皮肤状况。

3. 确认血糖仪的型号与试纸型号一致，正确安装采血针，确认监测血糖的时间(如空腹、餐后 2 小时等)。

4. 确认患者手指消毒剂干透后实施采血，采血量充足，应使试纸试区完全变成红色。

5. 指导患者穿刺后按压 1～2 分钟。

6. 将结果告知患者与家属，做好记录并通知医师。

7. 对需要长期监测血糖的患者，穿刺部位应轮换，并指导患者血糖监测的方法。

(三)结果标准

1. 患者与家属能够知晓护士告知的事项，对服务满意。

2. 操作过程规范，结果准确。

## 十一、口服给药技术

(一)工作目标

遵医嘱正确为患者实施口服给药，并观察药物作用。

(二)工作规范要点

1. 遵循标准预防、安全给药原则。

2. 评估患者病情、过敏史、用药史、不良反应

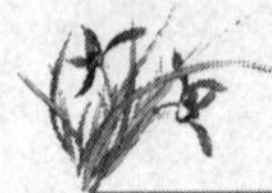



史。如有疑问应核对无误后方可给药。

3. 告知患者与家属药物相关注意事项,取得患者配合。

4. 严格遵循查对制度,了解患者所服药物的作用、不良反应以及某些药物服用的特殊要求。

5. 协助患者服药,为鼻饲患者给药时,应当将药物研碎溶解后由胃管注入。

6. 若患者因故暂不能服药,暂不发药,并做好交班。

7. 对服用强心苷类药物的患者,服药前应当先测脉搏、心率,注意其节律变化,如脉率低于60次/分钟或者节律不齐时,暂不服用并及时通知医师。

8. 观察患者服药效果及不良反应。如有异常情况及时与医师沟通。

(三)结果标准

1. 患者与家属知晓护士告知的事项,对服务满意。

2. 帮助患者正确服用药物。

3. 及时发现不良反应,采取适当措施。

## 十二、密闭式周围静脉输液技术

(一)工作目标

遵医嘱准确为患者静脉输液,操作规范,确保患者安全。

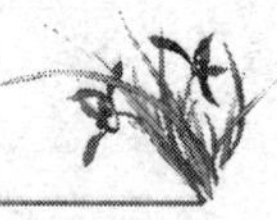



（二）工作规范要点

1. 遵循查对制度，符合无菌技术、标准预防、安全给药原则。

2. 在静脉配制中心或治疗室进行配药，化疗和毒性药物应在安全的环境下配置。药物要现用现配，注意配伍禁忌。

3. 告知患者输液目的及输注药物名称，做好准备。评估患者过敏史、用药史及穿刺部位的皮肤、血管状况。协助采取舒适体位。

4. 选择合适的静脉。老年人、长期卧床、手术患者避免选择下肢浅静脉穿刺。穿刺成功后，妥善固定，保持输液通道通畅。

5. 根据病情、年龄、药物性质调节速度。告知患者注意事项，强调不要自行调节输液速度。

6. 观察患者输液部位状况及有无输液反应，及时处理输液故障，对于特殊药物、特殊患者应密切巡视。

7. 拔除输液后，嘱咐患者按压穿刺点 3～5 分钟，勿揉，凝血机制差的患者适当延长按压时间。

（三）结果标准

1. 患者与家属能够知晓护士告知的事项，对服务满意。

2. 操作过程规范、准确。

3. 及时发现不良反应，采取适当措施。

## 十三、密闭式静脉输血技术

(一)工作目标

遵医嘱为患者正确安全地静脉输血,操作规范,及时发现、处理并发症。

(二)工作规范要点

1. 遵循查对制度,符合无菌技术、标准预防、安全输血原则。

2. 告知患者,做好准备。评估患者生命体征、输血史、输血目的、合作能力、心理状态和血管状况。告知患者输血的目的、注意事项和不良反应。

3. 严格执行查对制度。输血核对必须双人核对,包括取血时核对,输血前、中、后核对和发生输血反应时的核对。核对内容包括:患者姓名、性别、床号、住院号、血袋号、血型、血液数量、血液种类、交叉试验结果、血液有效期、血袋完整性和血液的外观。发生输血反应时核对用血申请单、血袋标签、交叉配血试验记录及受血者与供血者的血型,并保留输血装置和血袋。

4. 建立合适的静脉通道,密切观察患者,出现不良反应,立即停止输血并通知医师及时处理。

5. 血制品应在产品规定的时间内输完,输入两个以上供血者的血液时,应在两份血液之间输入0.9%氯化钠注射液。

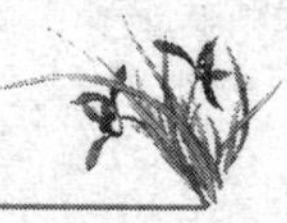

6. 开始输血时速度宜慢，观察15分钟，无不良反应后，将滴速调节至要求速度。输血时，血液制品内不得随意加入其他药物。

7. 输血完毕，贮血袋在4℃冰箱保存24小时。

(三)结果标准

1. 患者与家属能够知晓护士告知的事项，对服务满意。

2. 护士操作过程规范、准确。

3. 及时发现输血反应，妥善处理。

## 十四、静脉留置针技术

(一)工作目标

正确使用留置针建立静脉通道，减少患者反复穿刺的痛苦。

(二)工作规范要点

1. 遵循查对制度，符合无菌技术、标准预防、安全静脉输液的原则。

2. 告知患者留置针的作用、注意事项及可能出现的并发症。

3. 评估患者病情、治疗、用药，以及穿刺部位的皮肤和血管状况。

4. 选择弹性适当血管穿刺，正确实施输液前后留置针的封管及护理，标明穿刺日期、时间并签名。

5. 严密观察留置针有无脱出、断裂，局部有无

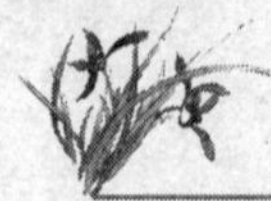



红肿热痛等静脉炎表现,及时处理置管相关并发症。

6. 嘱患者穿刺处勿沾水,敷料潮湿应随时更换,留置针侧肢体避免剧烈活动或长时间下垂等。

7. 每次输液前后应当检查患者穿刺部位及静脉走向有无红、肿,询问患者有关情况,发现异常时及时拔除导管,给予处理。

8. 采取有效封管方法,保持输液通道通畅。

(三)结果标准

1. 患者与家属能够知晓护士告知的事项,对服务满意。

2. 护士操作过程规范、准确。

## 十五、静脉血标本的采集技术

(一)工作目标

遵医嘱准确为患者采集静脉血标本,操作规范,确保患者安全。

(二)工作规范要点

1. 遵循查对制度,符合无菌技术,标准预防原则。

2. 评估患者的病情、静脉情况,准备用物。若患者正在进行静脉输液、输血,不宜在同侧手臂采血。

3. 告知患者与家属采血的目的及采血前后的注意事项。

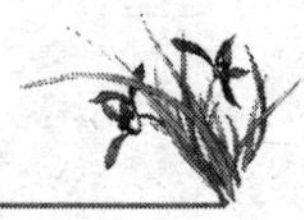



4. 协助患者，取舒适体位。

5. 采血后指导患者压穿刺点5～10分钟，勿揉，凝血机制差的患者适当延长按压时间。

6. 按要求正确处理血标本，尽快送检。

(三)结果标准

1. 患者与家属能够知晓护士告知的事项，对服务满意。

2. 护士操作过程规范、准确。

3. 采取标本方法正确，标本不发生溶血，抗凝标本无凝血，符合检验要求。

## 十六、静脉注射技术

(一)工作目标

遵医嘱准确为患者静脉注射，操作规范，确保患者安全。

(二)工作规范要点

1. 遵循查对制度，符合无菌技术、标准预防、安全给药原则。

2. 在静脉配制中心或治疗室进行配药，药物要现用现配，注意配伍禁忌。

3. 告知患者，做好准备。评估患者过敏史、用药史，以及穿刺部位的皮肤、血管状况。

4. 告知患者输注药物名称及注意事项。

5. 协助患者取舒适体位。

6. 根据病情及药物性质掌握注入药物的速度，必要时使用微量注射泵。

7. 静脉注射过程中，观察局部组织有无肿胀、严防药液渗漏，观察病情变化。

8. 拔针后，嘱咐患者按压穿刺点3～5分钟，勿揉，凝血机制差的患者适当延长按压时间。

(三)结果标准

1. 患者与家属知晓护士告知的事项，对服务满意。

2. 护士操作过程规范、准确。

## 十七、肌内注射技术

(一)工作目标

遵医嘱准确为患者肌内注射，操作规范，确保患者安全。

(二)工作规范要点

1. 遵循查对制度，符合无菌技术、标准预防、安全给药原则。

2. 告知患者，做好准备。评估患者病情、过敏史、用药史，以及注射部位皮肤情况。

3. 告知患者药物名称及注意事项，取得患者配合。

4. 选择合适的注射器及注射部位，需长期注射者，有计划地更换注射部位。

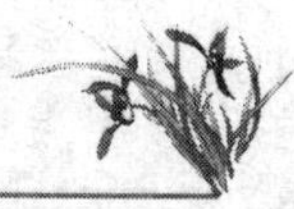



5. 协助患者采取适当体位，告知患者注射时勿紧张，肌肉放松。

6. 注射中、注射后观察患者反应、用药效果及不良反应。

7. 需要两种药物同时注射时，应注意配伍禁忌。

8. 根据药物的性质，掌握推注药物速度。

(三)结果标准

1. 患者与家属知晓护士告知的事项，对服务满意。

2. 护士操作过程规范、准确。

## 十八、皮内注射技术

(一)工作目标

遵医嘱准确为患者进行皮内注射，确保患者安全。

(二)工作规范要点

1. 遵循查对制度，符合无菌技术、标准预防、安全给药原则。

2. 皮试药液要现用现配，剂量准确。

3. 备好相应的抢救药物与设备并处于备用状态。

4. 告知患者，做好准备。评估患者病情、过敏史、用药史，以及注射部位皮肤情况。

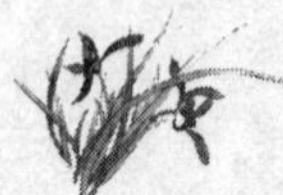



5. 告知患者药物名称及注意事项,取得患者配合。

6. 告知患者皮试后 20 分钟内不要离开病房,不要按揉注射部位。

7. 密切观察病情,及时处理各种过敏反应。

8. 正确判断试验结果。对皮试结果阳性者,应在病历、床头或腕带、门诊病历醒目标记,并将结果告知医师、患者及家属。

(三)结果标准

1. 患者与家属知晓护士告知的事项,对服务满意。

2. 护士操作过程规范、准确。

## 十九、皮下注射技术

(一)工作目标

遵医嘱准确为患者皮下注射,操作规范,确保患者安全。

(二)工作规范要点

1. 遵循查对制度,符合无菌技术、标准预防、安全给药原则。

2. 告知患者,做好准备。评估患者病情、过敏史、用药史,以及注射部位皮肤情况。

3. 告知患者药物名称及注意事项,取得患者配合。

4. 选择合适的注射器及注射部位。需长期注

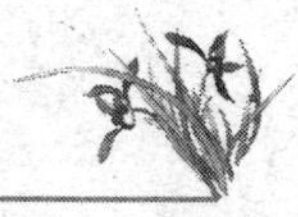

射者，有计划地更换注射部位。

5. 注射中、注射后观察患者反应、用药效果及不良反应。

6. 皮下注射胰岛素时，嘱患者注射后 15 分钟开始进食，避免不必要的活动，注意安全。

(三)结果标准

1. 患者与家属知晓护士告知的事项，对服务满意。

2. 护士操作过程规范、准确。

## 二十、物理降温法

(一)工作目标

遵医嘱安全地为患者实施物理降温，减轻患者不适。

(二)工作规范要点

1. 告知患者，做好准备。评估患者病情、意识、局部组织灌注情况、皮肤情况、配合程度、有无酒精过敏史。

2. 告知患者物理降温的目的及注意事项。

3. 嘱患者在高热期间摄入足够的水分。

4. 操作过程中，保护患者的隐私。

5. 实施物理降温时应观察局部血液循环和体温变化情况。重点观察患者皮肤状况，如患者发生局部皮肤苍白、青紫或者有麻木感时，应立即停止使用，防止冻伤发生。

6. 物理降温时，应当避开患者的枕后、耳郭、心前区、腹部、阴囊及足底部位。

7. 半小时后复测患者体温，并及时记录患者的体温和病情变化，及时与医师沟通，严格交接班。

（三）结果标准

1. 患者与家属能够知晓护士告知的事项，对服务满意。

2. 护士操作过程规范。

## 二十一、经鼻与口腔吸痰法

（一）工作目标

充分吸出痰液，保持患者呼吸道通畅，确保患者安全。

（二）工作规范要点

1. 遵循无菌技术、标准预防、消毒隔离原则。

2. 告知患者，做好准备，如有义齿应取出。

3. 评估患者生命体征、病情、意识状态、合作程度、氧疗情况、血氧饱和度（SAT）、咳嗽能力、痰液的颜色、量和黏稠度、按需吸痰。

4. 选择粗细、长短、质地适宜的吸痰管。吸痰管应一用一换。

5. 吸痰前后给予高流量氧气吸入2分钟。

6. 调节合适的吸痰压力。

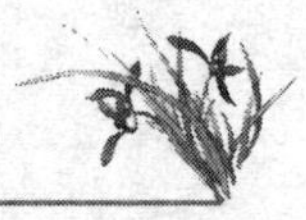


7. 插入吸痰管时不要带负压。吸痰时应旋转上提，自深部向上吸净痰液，避免反复上提。每次吸痰时间小于15秒。

8. 吸痰过程中密切观察患者的痰液情况、心率和血氧饱和度，当出现心率下降或血氧饱和度低于90％时，立即停止吸痰，待心率和血氧饱和度恢复后再吸，判断吸痰效果。

9. 吸痰过程中应鼓励患者咳嗽。

(三)结果标准

1. 清醒的患者能够知晓护士告知的事项，并配合操作。

2. 护士操作过程规范、安全、有效。

## 二十二、经气管插管与气管切开吸痰法

(一)工作目标

充分吸出痰液，保持患者呼吸道通畅，确保患者安全。

(二)工作规范要点

1. 遵循无菌技术、标准预防、消毒隔离原则。

2. 告知患者，做好准备。

3. 评估患者生命体征、病情、意识状态、合作程度、呼吸机的参数、血氧饱和度、气道压力、痰液的颜色、量和黏稠度，按需吸痰。

4. 选择粗细、长短、质地适宜的吸痰管。吸痰

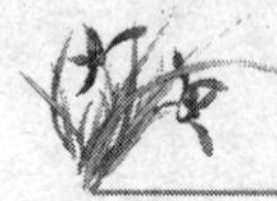



管应一用一换。

5. 吸痰前后给予100%的氧气吸入2分钟，如呼吸道被痰液堵塞、窒息，应立即吸痰。

6. 调节合适的吸痰压力。

7. 吸痰过程中密切观察患者的痰液情况、心率和血氧饱和度，当出现心率下降或血氧饱和度低于90%时，立即停止吸痰，待心率和血氧饱和度恢复后再吸。判断吸痰效果。

8. 插入吸痰管时不要带负压。吸痰时应旋转上提，自深部向上吸净痰液，避免反复上提。每次吸痰时间小于15秒。

9. 吸痰过程中应鼓励患者咳嗽。

(三)结果标准

1. 清醒的患者能够知晓护士告知的事项，并配合操作。

2. 护士操作过程规范、安全、有效。

## 二十三、心电监测技术

(一)工作目标

遵医嘱正确监测患者心率、心律变化，动态评价病情变化，为临床治疗提供依据。

(二)工作规范要点

1. 评估患者病情、意识状态、皮肤状况。

2. 对清醒患者，告知监测目的，取得患者合作。

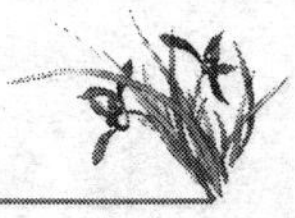


3. 正确选择导联，设置报警界限，不能关闭报警声音。

4. 嘱患者不要自行移动或者摘除电极片、避免在监测仪附近使用手机，以免干扰监测波形。

5. 密切观察心电图波形，及时处理异常情况。

8. 嘱患者电极片处皮肤出现瘙痒、疼痛等情况时，及时告诉医护人员。

9. 定时更换电极片和电极片位置。

10. 停用时，先向患者说明，取得合作后关机，断开电源。

（三）结果标准

1. 患者与家属能够知晓护士告知的事项，对服务满意。

2. 护士操作规范。

## 二十四、输液泵与微量注射泵的使用技术

（一）工作目标

遵医嘱正确使用输液泵与微量注射泵。

（二）工作规范要点

1. 遵循查对制度，符合无菌技术、标准预防、安全给药原则。

2. 告知患者，做好准备。评估患者生命体征、年龄、病情、心功能等情况及药物的作用和注意事项、患者的合作程度、输注通路的通畅情况及有无药

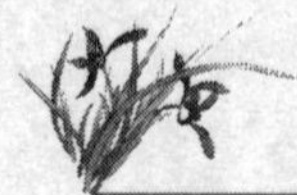



物配伍禁忌。

3. 告知患者输注药物名称及注意事项

4. 告知患者使用输液泵与微量注射泵的目的、注意事项及使用过程中不可自行调节。

5. 妥善固定输液泵与微量注射泵，按需设定参数。

6. 随时查看指示灯状态。

7. 观察患者输液部位状况，观察用药效果和不良反应，发生异常情况及时与医师沟通并处理。

(三)结果标准

1. 患者与家属能够知晓护士告知的事项，对服务满意。

2. 护士操作规范。

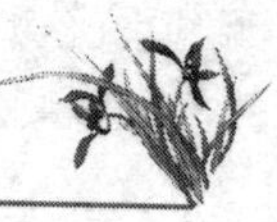

# 附录4　常用计算公式

## 1. 输液速度与时间的计算

(1)已知液体总量与计划需用的时间，计算每分钟滴数？

每分钟滴数＝液体总量(毫升)×滴系数/输液时间(min)

如：某患者输液2 000毫升，计划10小时输完，所用输液器的滴系数为15，求每分钟滴数？

每分钟滴数＝(2 000×15)/(10×60)＝50(滴/分)

(2)已知每分钟滴数与液体总量，计算输液所需用的时间？

输液时间(小时)＝液体总量(毫升)×滴系数/每分钟滴数×60(分钟)

如：患者需输液1 500毫升，每分钟滴数为50滴，所用输液器点滴系数为15，需用多长时间输完？

输液时间(小时)＝1 500×20/50×60＝10(小时)

## 2. 氧气临床的计算

(1)氧流量与氧浓度对照

表 1 氧流量与氧浓度对照

| 氧流量 | 1 | 2 | 3 | 4 | 5 | 6 | 7 | 8 | 9 |
|---|---|---|---|---|---|---|---|---|---|
| 氧浓度(%) | 25 | 29 | 33 | 37 | 41 | 45 | 49 | 53 | 57 |

(2)氧浓度的计算

吸氧浓度(%)=21+4×氧流量(升/分钟)

(3)氧气筒内氧气可供时数的计算

公式:氧气筒容积(升)×[压力表所指压力(千克/平方厘米)－应保留压力5(千克/平方厘米)]

氧流量(升/平方厘米)×60(分钟)×一个大气压(千克/平方厘米)

如:已知氧气筒容积为40升,压力表所指压力为95千克/平方厘米,应保留压力为5千克/平方厘米,若患者用氧量为3升/分钟,试问氧气筒内氧气可供应多长时间?

$$\frac{40\times(95-5)}{3\times60\times1}=20(\text{小时})$$

## 3. 过氧乙酸消毒药的配制

$$\frac{\text{欲配置药液浓度}\times\text{欲配置药液数量}}{\text{原药含量}}=\text{所需原药数量}$$

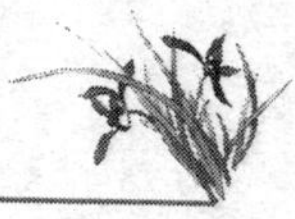

欲配置数量－所需原药量＝加水量

如:现需配置 0.2%的过氧乙酸 1 000 毫升泡手,需要 16%的过氧乙酸多少毫升?

0.2%×1 000 毫升÷16%＝12.5(毫升)

### 4. 乙醇的配置

现有毫升数×浓度差÷需加的浓度

浓度下降,添加高浓度配置:现有浓度下降,需添加高浓度的乙醇,配置所需浓度。

如:现有 65%的乙醇 5 000 毫升,需要配置成浓度 75%,需要加 95%乙醇多少毫升?

5 000%×(75－65)%÷95%＝526.3 毫升

### 5. 含氯消毒剂的配置

所需浓度×所需毫升数÷原液浓度＝原液毫升数

如:现需配置 5 000 毫升的 0.2%的含氯溶液擦拭消毒,用含 25%有效氯的漂白粉需多少克?

5 000×0.2%÷25%＝40 克

### 6. 直接输血法需加枸橼酸钠(每 50 毫升血液需要加入 4%枸橼酸钠 5 毫升)

所需输血量÷每毫升血液需要 4%枸橼酸钠量

如:直接输血 200 毫升,需备 4%枸橼酸钠多少毫升？

200÷(50÷5)＝20

**7. 预产期的推算**

(1)按阳历：从末次月经来潮的第一天算起，月份加9或减3，日数加7。

(2)按阴历：月份加9，日数加15。

如：一孕妇末次月经为2007年9月29日(阴历8月19)末次月经，预产期应是什么时间？

阳历：6月后再推1月零6天，所以预产期应是2008年7月6日

阴历：阴历的预产期应是2008年6月4日

**8. 新生儿Apgar(阿普加)评分的计算**

(1)评分方法：出生后1分钟时的心率、呼吸、肌张力、喉反射、皮肤颜色五项体征为依据，每项0～2分，各项相加求总分，满分为10分。

将新生儿分为正常儿和窒息儿。窒息又分为轻和重两度。0～3分，重度窒息(苍白)；4～7分，轻度窒息(青紫)；8～10分，正常。

出生后1分钟评分为窒息，经即刻处理后必须于出生后5分钟再评分，如5

分钟后评分仍低于6分者，则影响神经系统的可能性较大，预后较差。

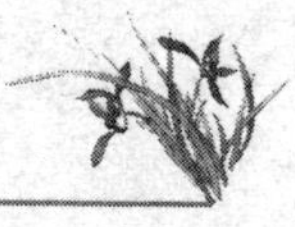

(2)新生儿 Apgar(阿普加)评分标准

表2 新生儿 Apgar(阿普加)评分标准

| 体征/应得分数 | 0分 | 1分 | 2分 |
|---|---|---|---|
| 心 率 | 0 | <100 次 | ≧100 次 |
| 呼 吸 | 0 | 浅慢且不规则 | 佳 |
| 肌张力 | 松 弛 | 四肢稍屈曲 | 四肢活动好 |
| 喉反射 | 无反射 | 有些动作 | 咳嗽、恶心 |
| 皮肤颜色 | 苍 白 | 青 紫 | 红 润 |

## 9. 小儿体重的计算

(1)0~6 个月:体重(千克)=出生时体重(千克)+月龄×0.7(千克)

如:一婴儿 4 个月,出生时体重 3 100 克,现在的体重应是多少?

3.1(千克)+4×0.7(千克)=5.9 千克

(2)7~12 个月:体重(千克)=6 千克+月龄×0.25(千克)

一个婴儿 9 个月,现在的体重应是多少?

如 6(千克)+9×0.25(千克)=8.25(千克)

(3)2 岁到青春前期:体重(千克)=8 千克+年龄×2(千克)

如:一儿童 10 岁半,体重应是多少?

8＋10.5×2＝29(千克)

注:正常新生儿出生时平均体重为3千克。

体重>20%以上,提示肥胖;<15%以上,提示营养不良。

## 10. 小儿身高的计算

(1)2～12岁小儿身高(长)(厘米)＝年龄×7＋70(厘米)

(2)估算方法:正常新生儿出生时平均身长为50厘米;一周岁时为75厘米;两岁时身长为85厘米。

## 11. 小儿药物剂量的计算

(1)按体重计算

每日(次)需用剂量＝每日(次)每千克体重所需的药量×患儿体重(千克)

(2)按体表面积计算

每日(次)剂量＝每日(次)每平方米体表面积所需药量×患儿体表面积(平方米)

注:小儿体表面积公式:

<30千克小儿的体表面积(平方米)＝体重(千克)×0.035＋0.1

>30千克小儿的体表面积(平方米)＝〔体重(千克)－30〕×0.02＋1.05

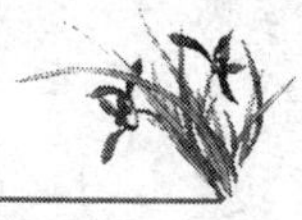

## 12. 小儿动脉血压的计算

(1)收缩压:新生儿平均为 60～70 毫米汞柱(8～9.3 千帕);1 岁 70～80 毫米汞柱;

2 岁后按公式计算:收缩压(毫米汞柱)=年龄×2+80 毫米汞柱(年龄×0.26+10.7 千帕)

(2)舒张压=2/3 收缩压

(3)血压异常:收缩压高于 20 毫米汞柱为高血压,低于 20 毫米汞柱为低血压。